Te 123
268

AF331056

AF331056

Te 123
268

DES CAS

DANS LESQUELS

L'EXTRACTION DU FŒTUS

EST NÉCESSAIRE

ET DES PROCÉDÉS OPÉRATOIRES

RELATIFS A CETTE EXTRACTION.

PAR

Dr S. TARNIER,

Lauréat de la Faculté de médecine,
Ancien interne lauréat des hôpitaux et de la Maternité,
Membre de la Société anatomique.

PARIS

J.-B. BAILLIÈRE ET FILS,

LIBRAIRES DE L'ACADÉMIE IMPÉRIALE DE MÉDECINE,

Rue Hautefeuille, 19.

Londres,
Hipp. BAILLIÈRE, 219, Regent street.

New-York,
BAILLIÈRE brothers, 440, Broadway.

MADRID, C. BAILLY-BAILLIÈRE, CALLE DEL PRINCIPE, 11.

1860

Te 123
268

A MON PÈRE

C. ÉTIENNE TARNIER

MON PREMIER MAITRE EN MÉDECINE.

S, TARNIER.

PROLÉGOMÈNES.

Le rôle du chirurgien est heureusement facile dans le plus grand nombre des accouchements pour lesquels il est appelé ; souvent, simple spectateur d'un phénomène physiologique, il doit se borner à seconder les efforts de la nature. Dans des circonstances moins favorables, les conditions qui se présentent sont quelquefois telles que l'expulsion du fœtus ne doit pas être entièrement abandonnée aux puissances mises en jeu par l'organisme, bien qu'on puisse dans certains cas, diriger, exciter, ou provoquer même les phénomènes de la parturition.

Quand un accouchement traîne en longueur, quand un phénomène insolite, un symptôme alarmant se manifestent chez une femme enceinte, ou en travail, le médecin, quelque rompu qu'il puisse être à la pratique, se trouve placé en face d'une question toujours embarrassante, et toujours nouvelle. Doit-il intervenir ? Doit-il avoir pleine confiance dans les ressources de la nature ? Depuis l'heure où le sujet de cette thèse m'a été connu, je me suis bien souvent posé cette question à propos de l'extraction du fœtus. Si la pratique est difficile, la théorie ne l'est guère moins.

Je dois dire, tout d'abord, que je regarde l'extraction du fœtus comme nécessaire, toutes les fois qu'elle doit conserver intactes la santé et la vie de la mère et de l'enfant : la morale et la science nous en font une loi.

La difficulté n'est donc pas dans la manière d'entendre la question, elle réside tout entière dans la solution du problème suivant :

Doit-on extraire l'enfant ? Vaut-il mieux au contraire s'abstenir de cette extraction ?

En obstétrique, comme en médecine et en chirurgie, on peut souvent arriver au même résultat par des procédés différents, et j'ai toujours eu à me demander si, dans un cas donné, il suffirait de faciliter l'expulsion du fœtus, ou s'il serait préférable d'en opérer l'extraction : je ne comprends, bien entendu, sous ce dernier nom, que les opérations par lesquelles on retire le fœtus des parties maternelles, après l'avoir saisi, soit avec les mains, soit avec un instrument convenable.

Au point de vue du mécanisme et des indications, la ligne de démarcation, qui sépare l'expulsion de l'extraction du fœtus, est souvent difficile à établir d'une manière précise, et à propos de dystocie, j'ai souvent dû faire allusion à la terminaison spontanée de l'accouchement : chez une femme, par exemple, atteinte d'une tumeur qui met obstacle à la parturition, l'ablation de cette tumeur suffira, peut-être, pour rendre inutile et superflue toute intervention ultérieure de la part de l'accoucheur. Chez une autre femme, au contraire, on sera obligé de terminer promptement l'accouchement soit dans l'intérêt de la mère, soit dans l'intérêt de l'enfant. Pour rendre ma pensée plus claire, je supposerai qu'un calcul de la vessie mette un obstacle absolu à la sortie du fœtus, à travers les parties maternelles et que la taille ait été faite : dans certains cas, on devra abandonner l'accouchement à sa marche ordinaire, dans d'autres cas, au contraire, l'épuisement de la mère, la crainte de voir la tête comprimer trop longtemps la vessie qui vient d'être incisée, l'état de souffrance du fœtus lui-même, feront un devoir au médecin de délivrer promptement la femme.

En étudiant les causes qui peuvent rendre nécessaire l'extraction du fœtus, on rencontre parfois des faits dans lesquels une circonstance imprévue, une terminaison fortuite, dispensent d'une intervention devenue inutile ; j'ai eu l'occasion de citer quelques-uns de ces faits.

Enfin çà et là, on trouvera l'exposé de phénomènes pathologiques dont la gravité est si peu grande qu'on pourrait me faire un reproche de les avoir placés au nombre des causes qui nécessitent l'extraction du fœtus. Ce défaut est bien plus apparent que réel, plus évident dans un livre, qu'il ne le serait dans la pratique, où des phénomènes, légers quand ils sont pris séparément, donnent naissance, quand ils sont réunis, à des indications toutes nouvelles et quelquefois assez pressantes pour nécessiter un traitement énergique. Supposez que vous trouviez séparément une simple diminution dans l'intensité des contractions utérines, une résistance un peu trop considérable du périnée, un léger gonflement œdémateux de la vulve, et vous n'en aurez pas moins les conditions d'un accouchement facile ; mais que vous groupiez ces différents phénomènes morbides, et peut-être serez-vous obligé de terminer l'accouchement par une opération.

Mon travail se trouve naturellement divisé en deux parties bien distinctes : dans la première, j'étudie les accidents et les obstacles dont la cause se trouve chez la mère ; dans la seconde, je recherche les causes, qui, du côté du fœtus, rendent l'accouchement impossible sans manœuvre ou sans opération.

Pour chacune de ces deux parties, j'ai établi des chapitres, des divisions et subdivisions, qui facilitent l'étude du sujet. Il suffit de jeter un coup d'œil sur la table terminale, pour saisir le plan que j'ai suivi.

Le sujet que j'ai à traiter touche à l'histoire de la dystocie tout entière, mais la nature même de ce travail m'a obligé de le renfermer dans des limites fort restreintes ; j'ai subordonné le développement des chapitres à leur importance ou à la manière dont ils sont partout étudiés.

J'ai accordé plus de place aux considérations qui m'ont paru plus essentielles, pour passer plus légèrement sur les autres. Le peu d'extension que les auteurs classiques ont accordé à certains faits de dystocie : aux grossesses gémellaires, aux fœtus monstrueux, etc., m'a engagé à réunir quelques faits épars, et à les grouper avec soin, pour en déduire quelques indications qui puissent servir de guide dans les cas analogues.

L'étendue considérable de ma thèse, les vues toutes pratiques que je devais y développer, m'ont forcé de laisser de côté toute recherche bibliographique, et mon travail n'en est pas moins resté fort étendu.

Dans la première comme dans la seconde partie, je n'ai envisagé les phénomènes pathologiques dont j'ai eu à parler, qu'au point de vue des indications qu'ils présentent, et dans l'exposé des procédés opératoires j'ai moins cherché à les décrire qu'à les comparer entre eux, en montrant quels avantages ou quels inconvénients ils présentent dans différents cas pour lesquels ils sont applicables.

J'aurais, je crois, également faussé le sens de la question, si j'avais décrit chaque procédé particulier en détail, où si je m'étais contenté d'énoncer simplement celui qu'on doit préférer sans y joindre quelques réflexions critiques ; j'ai donc cherché à éviter ce double écueil. Pour la version pelvienne, par exemple, j'ai essayé de faire comprendre pourquoi les manœuvres dont elles se composent doivent être modifiées suivant les cas, mais je me suis bien gardé de la décrire depuis le commencement jusqu'à la fin.

Le forceps m'a fourni l'occasion d'émettre quelques réflexions du même genre, mais j'aurais cru me placer en dehors de mon sujet si j'avais décrit minutieusement les règles qui doivent présider à son emploi, dans chaque présentation et chaque position ; je me suis contenté de montrer que son application était d'autant plus difficile que la partie fœtale était plus élevée, sans dire quelles précautions il fallait prendre dans chaque cas particulier. J'ai même omis de décrire le procédé Hatin par la seule raison que je le regarde comme au moins inutile, et bien plus propre à montrer l'habileté de l'opérateur qu'à rendre l'application du forceps plus facile.

J'ai rarement appelé l'attention sur l'emploi du levier, non pas qu'il ne puisse rendre de véritables services, mais parce qu'il est aujourd'hui avantageusement remplacé par le forceps. J'avais à montrer les services que peuvent rendre les instruments les mieux conçus et j'ai laissé de côté, la description de ceux qui ont vieilli et de ceux qui m'ont paru offrir des avantages douteux.

Les mêmes motifs m'ont permis de ne point même nommer la symphyséotomie.

Il y a trente ans à peine quand l'accouchement était rendu impossible par un rétrécissement considérable, l'opération césarienne était la seule ressource qu'on pût employer, dans un grand nombre de cas. De nos jours les avantages de la crâniotomie ont été singulièrement accrus par une méthode nouvelle qui a reçu le nom de céphalotripsie ; je me suis efforcé de bien préciser les conditions et les limites dans lesquelles elle peut être employée, avec les instruments que nous possédons aujourd'hui ; le défaut d'expérience personnelle m'a engagé à ne rien dire du céphalotribe de Van Huevel que je ne connais que par description. On peut dire qu'aujourd'hui l'embryotomie est une opération dont le manuel est tracé dans tous les livres, et que l'on verra de moins en moins fréquemment de ces mutilations sanglantes dans lesquelles tout précepte est impossible.

Je n'ai eu ni le temps ni l'intention de décrire les difficultés qui rendent les opérations obstétricales si difficiles et si dangereuses quelquefois. La rétraction spasmodique de l'utérus est de toutes les complications celle qu'on rencontre le plus souvent, j'en ai dit quelques mots au sujet des présentations de l'épaule, mais je n'ai pas dû en faire un chapitre à part, pour les raisons que j'ai déjà indiquées.

J'ai relaté quelques observations qui m'ont paru intéressantes, tantôt je les ai rapportées *in extenso,* et tantôt j'en ai fait un résumé, en ayant soin dans ce cas de donner les indications bibliographiques qui permettront toujours de remonter à la source originale.

BIBLIOTHÈQUE NATIONALE R. F. IMPRIMÉS

DES CAS

DANS LESQUELS

L'EXTRACTION DU FŒTUS

EST NÉCESSAIRE

ET DES PROCÉDÉS OPÉRATOIRES

RELATIFS A CETTE EXTRACTION.

PREMIÈRE PARTIE

DES CAS DANS LESQUELS L'EXTRACTION DU FŒTUS EST RENDUE
NÉCESSAIRE PAR UNE CAUSE PROVENANT DE LA MÈRE.

CHAPITRE PREMIER.

INSUFFISANCE DES CAUSES EFFICIENTES DE L'ACCOUCHEMENT.

§ I. — Insuffisance des contractions utérines.

Quand le travail de l'accouchement commence dans des
conditions aussi favorables que possible en apparence, nul ne
peut cependant affirmer, que les contractions utérines devien-
dront assez énergiques pour effectuer l'expulsion du fœtus.
Il suffit d'avoir senti, avec quelle force l'utérus se contracte,
dans les accouchements les plus faciles, pour comprendre
comment la parturition peut être entravée, si ces contractions
faiblissent, et à plus forte raison si elles disparaissent. Il est

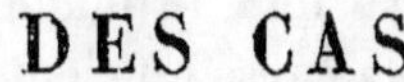

admis aujourd'hui, par tout le monde, je pense, que la contraction utérine est la cause efficiente principale de l'expulsion du fœtus ; mais la puissance avec laquelle la fibre utérine se contracte n'est pas uniforme, elle varie non-seulement aux différents moments de l'accouchement, mais encore suivant les différences individuelles, et souvent aussi elle présente des perturbations dont la cause est tantôt appréciable et tantôt inappréciable. Une mobilité aussi grande dans le phénomène physiologique le plus important de l'accouchement, rend facilement compte des différences de longueur que présente la durée du travail ; elle nous fait pressentir aussi combien l'intervention de l'accoucheur est nécessaire, dans les cas d'insuffisance des contractions utérines.

L'inaction utérine peut être sous la dépendance d'états morbides divers : pléthore générale, irritabilité nerveuse, distension de l'utérus par une quantité trop grande de liquide amniotique, rétention d'urine, replétion du rectum par des matières fécales, etc. Dans tous les cas, le premier soin de l'accoucheur doit être de faire disparaître la cause probable de l'arrêt des contractions utérines. D'autres fois, l'inaction utérine doit être rapportée à une faiblesse générale, qui a débilité l'utérus comme le reste de l'organisme ; les toniques sont indiqués, mais leur action est souvent insuffisante. Dans d'autres cas, l'utérus paraît atteint d'une faiblesse spéciale que rien n'explique, et qu'on est obligé de rapporter à une idiosyncrasie particulière ; il en résulte des contractions presque nulles ou tout à fait insuffisantes chez une femme bien portante, et chez laquelle il est impossible de découvrir la cause d'une semblable anomalie. Dans d'autres cas enfin, la contractilité utérine est mise en jeu ; mais les contractions sont irrégulières, elles ne portent pas, pour me servir d'une locution usitée, et leur existence est plus nuisible qu'utile ; elles fatiguent les femmes sans que le travail fasse aucun progrès. Je dois mentionner aussi quelques faits dans lesquels la contractilité utérine, d'abord régulière, s'use rapidement ;

l'utérus paraît ne pas avoir une résistance d'action assez grande, et des contractions d'abord normales deviennent ensuite insuffisantes.

Quelle que soit la cause de la faiblesse des contractions utérines, le résultat est le même : lenteur excessive du travail, entraînant avec elle un danger réel pour la mère ou pour l'enfant. Ici, l'accoucheur doit intervenir : éloigner ou combattre la cause probable de l'inertie utérine, réveiller les contractions par quelques moyens simples, avoir recours s'il le faut à quelque médicament, dont l'action spéciale excite les contractions utérines.

Dans l'immense majorité des faits, ces différents moyens suffisent pour rendre au travail sa marche habituelle; mais quelquefois aussi, tous ces moyens, en y comprenant même le seigle ergoté, peuvent échouer, et l'accouchement doit être terminé par l'extraction du fœtus, et je dois préciser les cas dans lesquels elle devient nécessaire « pour suppléer aux forces épuisées de la mère, après avoir essayé en vain tous les moyens propres à ranimer la contractilité utérine (1). »

L'accoucheur peut se trouver en présence de deux cas différents : le travail de l'accouchement peut être à la première ou à la seconde période; la distinction est importante.

A. *Première période*. — La première période peut se prolonger sans grand danger pour la mère et pour le fœtus : pour la mère, une grande impatience, la privation de sommeil, une grande fatigue, sont souvent les seuls inconvénients de l'inertie utérine. Pour le fœtus, le danger n'est pas plus grand : le relevé suivant que j'emprunte à Churchill est très propre à confirmer ce que nous venons de dire : « Dans » 133 cas, la première période s'est prolongée de vingt-quatre » à soixante heures; huit enfants seulement ont succombé; » dans 8 cas, de soixante à cent heures, un seul est mort; » dans 3 cas, de cent à cent soixante et dix-sept heures, tous » les trois ont survécu. » (Cazeaux, p. 531.)

(1) Moreau, *Traité d'accouchements*, t. II, p. 276.

M. Pacoud cite même une femme dont le travail dura huit jours, et qui n'en accoucha pas moins d'un enfant vivant (1).

On comprend cependant que la première période ne peut se prolonger indéfiniment sans danger pour l'enfant, surtout si les membranes sont rompues depuis quelque temps, ni sans danger pour la mère : le pouls s'élève, la peau devient chaude, le ventre douloureux ; à ces phénomènes se joignent des vomissements, une irritabilité extrême et quelquefois certains phénomènes précurseurs de l'éclampsie.

Pour couper court au développement d'accidents ultérieurs, il faut opérer l'extraction du fœtus, et c'est à la version pelvienne qu'on doit avoir recours. Dans la première partie du travail, la présentation est encore élevée ou tout au moins mobile ; rien ne sera plus aisé que de repousser la partie fœtale pour aller chercher les pieds. L'application du forceps sur une tête fort élevée ou mobile offrirait, au contraire, de grandes difficultés.

Quand l'orifice est dilaté, l'introduction de la main ne rencontre aucun obstacle, mais quand l'orifice est incomplétement dilaté, il faut attendre, ou si le cas est urgent, agrandir l'ouverture par quelques scarifications, qui seront toujours préférables à la dilatation forcée.

Dans une présentation du siége, de simples tractions avec la main seule ou avec la main armée d'un crochet mousse, suffiraient pour terminer l'accouchement.

OBSERVATION. — La nommée Mazié, âgée de vingt-sept ans, bonne constitution, bassin bien conformé, ayant eu déjà deux parturitions sans accidents, arriva à l'Hôtel-Dieu dans la nuit du 19 au 20 août 1832. Elle raconta qu'elle avait passé le terme d'une troisième grossesse et qu'elle ne comptait plus depuis le commencement du mois. Les douleurs l'avaient prises depuis trois jours, néanmoins le travail avait marché lentement ; la veille seulement à midi la poche des

(1) Velpeau, t. II, p. 48.

eaux s'était rompue; alors, pour exciter les contractions trop lentes, la sage-femme qui l'assistait lui avait administré trente grains de seigle ergoté. Les douleurs avaient recommencé peu après avec une nouvelle force, sans que la tête s'engageât toutefois dans le bassin. Enfin, vers sept heures du soir, elles avaient complétement cessé pour faire place à des douleurs d'une autre nature, et à une heure du matin la malade avait été apportée à l'hôpital et placée salle Saint-Jean, n° 35.

L'inertie était l'obstacle le plus apparent. L'interne de garde, ignorant qu'on eût déjà donné le seigle ergoté (on ne l'apprit que plus tard par la sage-femme même), prescrivit 24 grains de cette substance; la femme fut en outre saignée et baignée. L'inertie resta la même; à huit heures et demie du matin, la malade, soumise à l'examen de M. Dupuytren, offrait les symptômes suivants :

Décubitus sur le dos; face pâle; le pouls faible; la peau froide; douleurs vives, mais totalement différentes des douleurs expultrices, dans l'utérus, les lombes, les aines et les membres inférieurs ; l'abdomen très développé, l'utérus obliquement dirigé à gauche ; à l'épigastre, tumeur molle et de la largeur de la paume de la main ; au toucher, le col utérin largement dilaté; les eaux écoulées, la tête en seconde position, appuyant sur le détroit supérieur sans y être enclavée, car le doigt glissait aisément entre les deux; nul écoulement de sang; d'ailleurs, inertie complète. La femme interrogée assura que la veille encore elle avait senti les mouvements du fœtus. D'où venait la lenteur du travail? On l'attribua à l'inertie utérine et l'on prescrivit une nouvelle dose de 20 grains de seigle ergoté; de plus, on recommanda de combattre l'obliquité de l'utérus par des pressions de gauche à droite, manœuvres qui causaient de très vives douleurs, et enfin on fit sur l'abdomen des frictions avec de l'eau-de-vie camphrée.

Rien ne réussit, et à onze heures la malade, pâle, froide, sans force et presque sans pouls, semblait prête à succomber. On appliqua le forceps sous les yeux du professeur. La tête fut saisie latéralement ; mais quand on voulut exercer les tractions nécessaires, elle glissa hors des cuillers du forceps. On fit, avec tout le ménagement et toute la méthode désirables, de nouvelles tentatives qui échouèrent également. Pendant ces dernières manœuvres, la malade urina d'abord, puis une perte de sang se déclara et une main sortit dans le vagin. M. Dupuytren ordonna de pratiquer la version, qui n'offrit rien de remarquable. La femme succomba quelques instants après.

Le fœtus, très volumineux, fut trouvé du poids de neuf livres. La teinte livide de tout le corps, l'épiderme enlevé en plusieurs endroits par larges plaques, le cordon flétri, témoignaient qu'il était mort depuis plusieurs jours.

L'autopsie de la mère fut faite vingt-deux heures après la mort. Presque tout le corps était tuméfié par des gaz. La paroi antérieure d'abord enlevée, on remarqua un épanchement rougeâtre dans le péritoine, sans qu'on pût nettement décider si c'était du sang ou seulement de la sérosité ; il y en avait environ 4 onces. Le côlon transverse adhérait légèrement au sommet de l'utérus. Celui-ci très développé inclinait fortement à gauche. La vessie était libre. Entre elle et l'utérus, le péritoine soulevé recouvrait une tumeur mollasse, de couleur noirâtre, formée par des caillots de sang noir ; il y avait aussi infiltration sanguine des parois de l'utérus à 1 pouce environ au-dessus de l'épanchement même. En poursuivant l'examen avec soin, on reconnut une rupture à peu près transversale, large, à bords irrégulièrement déchirés, occupant, à droite et en avant le point où la matrice se continue avec le vagin ; de là était venu l'épanchement du sang. Le col utérin était tellement dilaté, qu'il se confondait complétement avec le vagin. Le placenta, trouvé libre à cet orifice, avait laissé des traces bien apparentes de son insertion en haut et un peu en avant. La matrice partout ailleurs gardait l'aspect naturel ; les autres organes étaient sains. (*Gazette médicale*, 1832, p. 560.)

J'ai rapporté ici cette observation, parce que je suis convaincu que la cause primitive de tous les accidents a été l'inertie utérine. Une trop longue attente, des doses répétées de seigle ergoté, et probablement une application irrégulière du forceps, déterminèrent une déchirure de l'utérus et la mort, tandis que la version pelvienne faite en temps opportun, et indiquée par l'élévation de la tête, eût vraisemblablement sauvé cette malheureuse femme.

B. *Deuxième période.* — La seconde période, au contraire, ne peut guère se prolonger au delà de six ou huit heures, sans faire courir quelque risque à la mère ou à l'enfant : la

mère est exposée à des compressions qui peuvent déterminer l'inflammation ou la gangrène des parties environnantes ;
quant au fœtus, il périt souvent aussi dans ces circonstances,
surtout si la poche des eaux est rompue depuis quelque
temps. Ici donc, beaucoup plus tôt que pendant la première
période, il faut se décider à terminer l'accouchement ; l'abaissement de la partie fœtale indique le choix du forceps comme
moyen d'extraction, c'est donc à son application que nous
conseillons d'avoir recours plutôt qu'à la version pelvienne,
que nous avons recommandée dans la première période par
des raisons contraires. De simples tractions suffisent quand
le siége descend le premier.

Obs. — Cette femme était âgée de trente-deux ans, d'un tempérament sanguin, d'une forte constitution ; elle n'offrait aucun vice de
conformation, et se disait enceinte pour la première fois et à terme ;
elle avait joui d'une bonne santé dans le cours de la gestation. Elle
arrive à l'hospice ressentant des douleurs. Le travail était peu
avancé ; la dilatation n'offrait guère que 5 à 6 lignes de diamètre ;
l'orifice était souple et les parties externes très dilatables ; l'enfant
présentait le sommet dans la première position ; les douleurs étaient
faibles et peu rapprochées.

Depuis le mardi, jour de son entrée, jusqu'au jeudi matin, le travail était dans le même état : les contractions devinrent enfin plus
vives et plus fréquentes. A neuf heures du matin, les membranes se
rompirent, la dilatation avait 12 à 15 lignes. Les contractions se
suivirent, mais avec peu d'intensité. Cependant la dilatation était
complète à sept heures du soir : les douleurs cessèrent alors. Pendant toute la journée, les aliments que prenait la malade étaient
aussitôt rejetés par le vomissement.

Pendant la nuit, on appliqua vainement des linges très chauds
sur l'abdomen ; on ne put ranimer l'action de la matrice. Le vendredi
matin, la femme commençant à s'affaiblir et les eaux paraissant
chargées de méconium, on se décida à opérer l'accouchement, quoique
l'enfant n'éprouvât pas de contractions violentes de la part de la
matrice, et que les téguments ne fussent pas tuméfiés. La tête avait
franchi l'orifice, elle se trouvait dans le petit bassin et avait presque

exécuté son mouvement de rotation. L'indication était donc d'appliquer le forceps.

En conséquence, on introduisit du côté gauche du bassin, jusque sur le pariétal gauche, la branche droite de l'instrument, tandis que la branche gauche fut conduite et appliquée de l'autre côté.

Lorsque les branches furent réunies, on fit achever à la tête son mouvement de rotation, de manière que le front correspondît à la courbure du sacrum et l'occiput au-dessous du pubis. On la dégagea ensuite par de légères tractions faites d'un côté à l'autre, en dirigeant l'instrument un peu en haut pour lui faire suivre l'axe du détroit inférieur. L'épaule gauche descendue le long de la symphyse sacro-iliaque gauche, fut dirigée dans la courbure du sacrum; la droite se dégagea la seconde, au-dessous de la symphyse du pubis; les hanches sortirent dans la même direction.

L'enfant était du poids de 7 livres. Il est né bien portant, après un travail de soixante-quinze heures.

La mère est sortie en bonne santé. (Lachapelle, *Pratique des accouchements*, t. III, p. 325.)

§ II. — Insuffisance des contractions des parois abdominales.

Si la contraction utérine est la cause efficiente principale de l'accouchement, ce que démontre l'expulsion du fœtus pendant le sommeil anesthésique, ce que démontrent les vivisections faites sur les animaux et les faits pathologiques qu'on a pu recueillir chez la femme, il n'en est pas moins vrai que le concours des contractions des parois abdominales et des efforts auxquels se livre la femme, est un puissant auxiliaire pour l'expulsion du fœtus. Quelques observations semblent même démontrer que la paralysie des parois abdominales, que l'impossibilité d'un effort énergique, ont suffi quelquefois pour retarder outre mesure la terminaison de l'accouchement.

M. Depaul a vu une femme paraplégique chez laquelle le travail marchait si lentement, qu'il fut obligé de terminer l'accouchement par l'application du forceps. Chez cette malade, l'utérus se contractait régulièrement et aucune cause ne faisait obstacle à l'expulsion du fœtus; aussi M. Depaul n'hésita pas à rapporter la lenteur excessive du travail à la paraplégie. Un fait d'un autre genre, observé par le même chirurgien montre l'influence fâcheuse de l'impossibilité, dans laquelle se trouve une femme, de faire des efforts soutenus. Une jeune dame avait été amputée de la cuisse, elle devint enceinte, et au moment de l'accouchement elle ne put s'arcbouter qu'à l'aide d'une seule jambe ; les efforts auxquels elle se livrait, mal dirigés, semblaient avoir pour effet l'affaiblissement des contractions utérines. Le bassin était bien conformé ; aucun obstacle n'arrêtait la sortie du fœtus, et cependant l'accouchement dut être terminé par l'application du forceps.

Aux deux faits que je viens de rapporter on pourra en opposer d'exactement contraires, je le sais ; c'est que les faits cliniques que je dois avoir en vue dans cette thèse se plient mal aux divisions théoriques ; les phénomènes pathologiques, au lieu de se montrer isolément, s'associent de mille manières différentes, et c'est ainsi qu'on peut expliquer comment, chez une femme, les contractions utérines suffisent à elles seules à l'expulsion du fœtus, tandis que chez une autre elles ont besoin de l'aide des contractions des muscles abdominaux.

CHAPITRE II.

ACCIDENTS DU CÔTÉ DE LA MÈRE.

ARTICLE PREMIER.

HÉMORRHAGIES UTÉRINES.

L'hémorrhagie utérine est toujours un phénomène fâcheux, et son abondance est quelquefois telle que la vie de la femme est directement menacée. Dans tous les cas d'hémorrhagie abondante, on peut rapporter, sans aucune hésitation, les causes de la perte à une déchirure de quelque vaisseau utéro-placentaire, et cette déchirure est déterminée le plus souvent par le décollement du placenta, qu'il soit primitif ou secondaire. Les vaisseaux utérins peuvent, il est vrai, se déchirer et fournir une hémorrhagie abondante ; mais ces faits ne se présentent que dans certains cas plus rares, une rupture de l'utérus par exemple ; l'hémorrhagie devient l'épiphénomène, quoique sa gravité n'en soit pas moindre.

Quand, chez une femme enceinte ou en travail d'accouchement, une hémorrhagie utérine abondante survient, la mère peut mourir par anémie, tandis que le fœtus meurt par asphyxie. Les faits rares d'hémorrhagie par déchirure des vaisseaux ombilicaux montrent que la vie du fœtus fut compromise sans danger pour la vie de la mère.

Si les hémorrhagies utérines puerpérales sont si fréquentes et si terribles, l'explication en est facile. L'utérus semble disposé pour laisser échapper du sang : les veines sont nombreuses, dilatées, elles s'anastomosent dans tous les sens ; les sinus utérins sont dépourvus de membranes celluleuses, et la tunique interne de la veine dépourvue de valvules, est directement unie au tissu utérin, disposition qui s'oppose à la rétraction des vaisseaux après leur ouverture et qui favorise éminemment l'écoulement du sang. L'utérus étalé, distendu par l'œuf, peut être comparé à un tissu érectile dont il présente toutes les conditions. Le décollement du placenta amènerait donc des hémorrhagies constamment mortelles, si, pour s'opposer à l'issue du sang, l'utérus ne possédait pas une propriété, sa rétractilité, qui, par un merveilleux mécanisme, oblitère les ouvertures béantes des vaisseaux utéro-placentaires, en même temps qu'elle effectue le décollement du placenta. Si par malheur le placenta se décolle et que, par une cause quelconque, le retrait des parois utérines fasse défaut, les vaisseaux utéro-placentaires déchirés restent béants et l'hémorrhagie se produit. Dans tous ces cas, le seul traitement rationnel est l'oblitération des bouches vasculaires qui versent le sang, et le moyen le plus efficace est sans contredit l'expulsion ou l'extraction du fœtus qui, en vidant la cavité de l'utérus, permet à ses parois de revenir fortement sur elles-mêmes, et de fermer toute issue au sang.

« L'observation dut bientôt instruire les accoucheurs à imiter le procédé par lequel la nature soustrait la femme à une mort certaine. On ne sait à qui appartient l'honneur d'avoir proposé l'accouchement forcé, comme moyen d'arrêter les hémorrhagies utérines. Louise Bourgeois, sage-femme de Marie de Médicis, s'attribue la gloire de cette invention ; mais Guillemeau, son contemporain, parle de cette méthode comme d'une chose vulgaire et dit l'avoir vu mettre en pratique vingt-cinq ans auparavant par A. Paré et Hubert. Cette pratique fut généralement adoptée. On dilatait peu à peu, par l'introduction successive des doigts, l'orifice déjà ramolli et un peu élargi par le passage du sang et des caillots, et l'on portait la main dans la matrice, pour en tirer l'enfant et le placenta le plus promptement possible (1). »

Le moment où la gravité de l'hémorrhagie utérine est telle qu'elle nécessite l'extraction du fœtus, est difficile à déterminer ; c'est moins à la quantité de sang perdu qu'il faut avoir égard qu'aux phénomènes généraux qui se manifestent ; chez telle femme une hémorrhagie assez abondante ne détermine aucun accident imminent, tandis que chez telle autre, affaiblie par des pertes antérieures ou par une maladie, la même quantité de sang perdu entraînerait la mort. — Quand l'hémorrhagie est accompagnée de refroidissement, de faiblesse du pouls, de décoloration des muqueuses, de vertiges, de bourdonnements d'oreilles, de lipothymies et surtout de syncopes répétées, on doit craindre une issue funeste, si la femme perd de nouvelles quantités de sang ; il faut donc tout faire pour arrêter aussi vite que possible l'hémorrhagie, et peut-être est-il déjà trop tard ! La rapidité avec laquelle se fait l'hémorrhagie doit être aussi prise en sérieuse considération : quand le

(1) Désormaux et P. Dubois, *Dictionnaire* en 30 vol, t. XIX, p. 669.

sang coule petit à petit et d'une manière continue, l'accoucheur peut mesurer pour ainsi dire à chaque instant la gravité de la situation, il peut temporiser ; mais quand le sang coule à flot, comme dans certains cas d'implantation vicieuse du placenta, par exemple, il faut savoir que pendant l'extraction du fœtus, la femme perdra encore une quantité considérable de sang ; aussi dans les hémorrhagies rapides, l'extraction du fœtus doit être faite plus tôt que dans les hémorrhagies lentes.

Les hémorrhagies légères ne commandent pas l'extraction du fœtus, les hémorrhagies graves doivent donc seules nous occuper. Celles-ci sont habituellement divisées en hémorrhagies internes et hémorrhagies externes, en hémorrhagies pendant la grossesse, en hémorrhagies pendant l'accouchement.

Ces divisions sont importantes au point de vue de l'étiologie, du diagnostic, du pronostic et du traitement ; mais pour nous, au point de vue où nous sommes placé, cette division doit disparaître ; nous devons admettre que le diagnostic est sûrement établi, que le pronostic est assez grave pour exiger l'extraction du fœtus ; nous devons admettre aussi, que tous les moyens indiqués en pareille circonstance ont été employés. Nous nous supposerons donc en face d'une hémorrhagie grave, pour laquelle on a vainement employé tous les moyens utiles et parmi eux surtout, le tamponnement, le seigle ergoté et la rupture des membranes, faite s'il le faut au travers du tissu placentaire selon la méthode indiquée par M. Gendrin, et dans ces circonstances nous distinguerons trois cas différents : 1° hémorrhagie par implantation vicieuse du placenta sur l'orifice ; 2° hémorrhagie avec un orifice non dilatable ; 3° hémorrhagie avec un orifice dilaté ou dilatable.

Hémorrhagie par implantation vicieuse du placenta sur le segment inférieur de l'utérus. — L'implantation vicieuse du placenta sur le segment inférieur de l'utérus, et surtout sur l'orifice, produit presque fatalement une perte de sang qui sera d'autant plus abondante que l'orifice sera plus large-

ment dilaté, aussi « on a prétendu qu'il ne fallait, sous aucun
» prétexte, laisser à la nature le soin de terminer seule l'ac-
» couchement. Cette proposition nous paraît trop générale,
» nous citerons tout à l'heure des faits qui le prouvent (1). »
M. Moreau a, en effet, montré que, malgré l'insertion vicieuse
du placenta, l'hémorrhagie peut ne pas se produire, quand le
fœtus a succombé depuis quelque temps, car alors la circulation placentaire se ralentit et finit même par s'arrêter. Aussi
lorsque l'accoucheur aura acquis la certitude de la mort du
fœtus, il devra bien se garder de troubler la marche du travail.

Quand le fœtus est vivant et que le sang circule avec acti-
vité dans le placenta, la nature emploie différents moyens
qui peuvent assurer le salut de la mère et de l'enfant : 1° le
sang se coagule et un caillot bouche l'orifice des vaisseaux
déchirés ; c'est cette terminaison naturelle qu'on cherche à
obtenir artificiellement par l'application du tampon ; 2° le
placenta se décolle et sort avant le fœtus ; ce mode de terminaison, s'il est grave pour le fœtus, ne compromet que rarement la vie de la mère ; on l'explique facilement : une fois le
placenta expulsé, la partie fœtale vient s'appliquer sur le segment inférieur de l'utérus et bouche les vaisseaux déchirés.
M. Simpson, conduit par l'observation de faits semblables, a
conseillé, comme méthode, l'arrachement du placenta. « Un
» peu trop absolu d'abord, M. Simpson, cédant enfin aux
» nombreuses et valables objections qu'avait soulevées son
» précepte, a cru devoir en restreindre l'application aux con-
» ditions suivantes : 1° lorsque la perte a résisté aux princi-
» paux moyens, et en particulier à l'évacuation des eaux de
» l'amnios ; 2° lorsque le peu de dilatation et de développe-
» ment du col, le rétrécissement du bassin rendent la version
» ou toute autre délivrance artificielle dangereuse ou impos-
» sible ; 3° lorsque la mort, la non-maturité du fœtus n'im-

(1) Moreau, *Traité des accouchements*, t. II, p. 185.

» posent d'autre devoir à l'accoucheur que de veiller au salut
» de la mère. C'est donc surtout chez les primipares, dans
» le cas de travail prématuré, de rigidité du col, de contrac-
» tion convulsive de cet organe, de retrécissement organique
» du bassin ou des voies de la génération, de mort ou de non-
» viabilité du fœtus, et enfin d'épuisement extrême de la mère,
» que le décollement artificiel peut être pratiqué. Il est bien
» entendu, ajoute-t-il, que dans le cas de décollement ou
» d'extraction du placenta, l'extraction du fœtus doit être pra-
» tiquée immédiatement, à moins que l'hémorrhagie ne se
» suspende, ce qui, du reste, a lieu dans l'immense majorité
» des cas. » (Cazeaux, p. 729.)

Nous savons déjà que la méthode proposée par Simpson
repose sur l'arrêt de l'hémorrhagie qui, le placenta expulsé,
s'arrête par la compression que la partie fœtale exerce directement sur les vaisseaux qui laissent échapper le sang. Cette
méthode est excellente, mais elle sacrifie fatalement la vie du
fœtus, aussi je la repousse complétement, si ce n'est dans
le cas où le fœtus est mort, ou voué à une mort certaine,
par un obstacle insurmontable, comme un rétrécissement
du bassin par exemple. Quand l'orifice est suffisamment
large pour permettre le décollement et l'extraction du
placenta, la main pénètre sans difficulté dans la cavité utérine pour y aller saisir les pieds de l'enfant ; une fois le fœtus
extrait, l'hémorrhagie s'arrêtera, nous avons dit par quel
mécanisme, au moins aussi sûrement que par l'extraction
seule du placenta, et quand l'enfant est vivant, il y aurait
plus que de la cruauté à le laisser périr. La dilatation incomplète de l'orifice peut, il est vrai, gêner la manœuvre de la
version, mais il faut surmonter les obstacles, inciser, s'il le
faut, le col, plutôt que de négliger un moyen qui peut sauver
tout à la fois la mère et l'enfant.

L'expulsion et par conséquent l'extraction du fœtus nous
paraissent donc le moyen héroïque par excellence dans les cas
d'implantation sur l'orifice, et les observations dans les-

quelles l'hémorrhagie continue après la déplétion de l'utérus (thèse du docteur Wieland), sont relativement fort rares. Pour cette extraction, la version pelvienne convient mieux que l'application du forceps qui serait gênée par l'élévation de la partie et par la présence du placenta. « Les uns veulent que si la tête se présente on ait recours au forceps ; mais on détacherait alors le placenta : donc l'application du forceps ne convient pas. » (Moreau., *loc. cit.*, p. 187.)

La version une fois résolue, comment faut-il y procéder ? Quand le placenta est inséré au voisinage seulement de l'orifice, elle ne présente rien de particulier ; il faut éviter seulement de glisser la main de manière à décoller une plus grande partie du placenta ; s'insère-t-il à gauche, c'est à droite qu'il faut passer autant que possible.

Quand le placenta est inséré directement sur l'orifice, s'il est décollé sur l'un de ses bords, il faut profiter de la portion décollée pour y glisser la main, en évitant, autant que possible, la déchirure de nouveaux vaisseaux utéro-placentaires. Si la manœuvre offre quelque difficulté et dure quelque temps, ceux des vaisseaux qui sont encore intacts entretiennent la circulation fœtale et préviennent la mort.

Quand l'insertion du placenta a lieu centre pour centre, comment faut-il opérer ? Trois procédés peuvent être employés : 1° l'arrachement préalable du placenta, tel que l'exécute Simpson ; mais pour le tenter, nous pensons qu'il faut être assez sûr de soi pour exécuter ensuite rapidement la version, et s'être bien convaincu à l'avance qu'aucun obstacle probable ne gênera l'extraction du fœtus. 2° Le conseil donné de traverser le placenta avec la main, a été imité de ces cas rares dans lesquels l'expulsion du fœtus se fait au travers d'une déchirure du gâteau placentaire. Ce précepte me paraît difficile, il expose à la rupture de nombreux vaisseaux, au décollement du placenta ; il expose à des difficultés d'extraction au moment où la tête du fœtus aura à franchir la solution de continuité du placenta ; aussi, pour toutes ces raisons, je lui préfère le procédé suivant qui de tous me paraît le plus rationnel. 3° Quand le placenta s'insère centre pour centre sur l'orifice, si l'un de ces bords n'est pas décollé, il faut glisser la main de façon à opérer ce décollement sur l'un des points de la circonférence de l'orifice ; on devra chercher alors le point qui offrira à l'accoucheur une facilité plus grande. Cela fait, on procède à la saisie des pieds et l'on fait exécuter au fœtus une évolution qui ramène le siége au détroit supérieur.

Pour terminer la version quelques auteurs veulent qu'on suspende les tractions aussitôt que les fesses arrivent à la vulve pour éviter une déplétion trop rapide de l'utérus.

Obs. — Dans l'automne de 1767, je fus appelé par la femme du nommé B..., tailleur de pierre, demeurant rue des Crets, et qui était en travail de son premier enfant. M. H..., obligé d'aller à la campagne, avait laissé à un élève le soin de cette malheureuse, qui avait perdu prodigieusement de sang pendant la nuit précédente. Elle était d'une faiblesse extrême lorsque j'arrivai, avec le pouls fréquent et la ténuité d'un fil. La crainte que j'eus qu'elle ne pérît dans l'opération m'engagea à la faire confesser. Après ce préliminaire, je procédai à l'accouchement. L'orifice, quoique peu dilaté, était mollet, comme c'est assez l'ordinaire dans ce cas. Je cherchai dans la circonférence le lieu où le décollement était le plus étendu. Ce fut là où j'introduisis ma main et perçai les membranes ; l'enfant présentait la face.

Comme les eaux n'étaient point écoulées, j'eus beaucoup de facilité à aller chercher les pieds et à retourner l'enfant. Je les amenai à l'orifice et tirai l'enfant jusqu'aux fesses. Alors je laissai respirer la femme et attendis tranquillement les contractions utérines. L'hémorrhagie s'arrêta presque sur-le-champ, et elle s'arrête d'ordinaire dans ce temps, parce que le corps de l'enfant comprime circulairement le placenta, l'applique sur les embouchures des vaisseaux, et oppose, par ce moyen, au sang une digue insurmontable. Je mis la main pendant ce temps sur le ventre de la malade, pour observer l'ordre des contractions et l'état du globe utérin. Ce viscère s'était resserré en proportion de l'écoulement des eaux et de la quantité du corps de l'enfant sorti. Cependant il était flexible et n'avait point encore le degré de solidité qu'il acquiert lorsqu'il est au même point dans un accouchement où il n'y a pas de perte de sang. Les contractions utérines s'établirent peu à peu, elles se répétèrent alternativement, augmentèrent de force par graduation et donnèrent enfin à la matrice le degré de fermeté que je désirais. Alors elles agirent plus efficacement sur l'enfant, le firent descendre; j'aidai seulement au développement du bras, et l'accouchement se termina. L'enfant était mort. La mère se rétablit, devint enceinte l'année suivante et accoucha à terme sans accident (1).

Si l'enfant est mort, le précepte de Leroux (de Dijon) est applicable de tous points, et aussitôt que l'hémorrhagie est arrêtée, il faut suspendre les tractions et attendre l'expulsion naturelle du fœtus, en surveillant toutefois le volume de la matrice pour s'assurer, que du sang ne s'y accumule pas par hémorrhagie interne. Mais quand le fœtus est vivant, il faut l'extraire au plus vite; l'hémorrhagie s'arrêtera très probablement après l'extraction, et l'on aura laissé au fœtus toutes ses chances de vie.

OBSERVATION. — Nous fûmes appelé auprès d'une femme qui éprouvait depuis longtemps une perte par suite de l'insertion du placenta sur le col. On avait essayé le tamponnement, mais on s'y était mal pris, et l'hémorrhagie continuant toujours, cette femme était tombée dans une faiblesse extrême. A notre arrivée, nous la trouvâmes pâle, défaite, et il nous sembla qu'elle allait succomber. Nous la fîmes placer en travers sur son lit et procédâmes à la version. Cette opération ne fut pas difficile, la poche des eaux n'étant pas rompue. Nous amenâmes les pieds au dehors; mais quand nous fîmes des tractions sur le corps, la femme fut prise d'un mouvement convulsif qui la jeta en arrière, et nous pensâmes qu'elle allait rendre le dernier soupir. Nous nous hâtâmes donc de terminer l'accouchement. La mère succomba en effet, mais du moins l'enfant fut-il sauvé, tandis que si nous eussions mis moins d'empressement il aurait péri aussi. (Moreau, *Traité des accouchements*, t. II, p. 189.)

(1) Leroux, *Des pertes de sang*. Dijon, 1776, p, 99.

TARNIER.

Hémorrhagie grave avec un orifice non dilatable. — L'accident le plus grave, le plus difficile à combattre, en présence duquel l'accoucheur puisse se trouver, c'est l'hémorrhagie utérine grave, après la rupture de la poche des eaux , alors que l'orifice n'est pas encore dilaté. Quelques praticiens ont, il est vrai, conseillé et conseillent encore l'application du tamponnement ; mais le tampon, si utile en d'autres circonstances, a ici le grave inconvénient de transformer l'hémorrhagie externe en hémorrhagie interne. « Pour obvier à l'accumulation du sang dans l'utérus, tandis que le tampon empêche son écoulement au dehors, on a conseillé de maintenir, de comprimer avec la main l'extérieur de l'utérus. On sent combien cette compression serait nécessairement inexacte et par cela même illusoire, et l'on convient généralement qu'il faut recourir dans des cas aussi graves à des moyens plus sûrs que le tamponnement, quoique quelquefois il ait pu réussir. » (Désormeaux et P. Dubois, *Dictionnaire* en 30 vol., p. 669.)

L'accouchement forcé est ici le remède suprême, mais le remède le plus sûr. Dans une méthode ancienne, rapportée à Celse, on dilatait de vive force l'orifice utérin jusqu'à ce que l'ouverture fût assez large pour permettre l'introduction de la main. Cette dilatation forcée, toujours fort difficile, fort douloureuse, prenait un temps quelquefois très long, aussi on lui préfère aujourd'hui avec raison l'hystérotomie vaginale, c'est-à-dire l'incision multiple du col. Une remarque qu'on peut faire dans un certain nombre de ces cas, c'est que la main rencontre pour franchir le col, des difficultés moindres qu'on aurait pu le supposer ; il semble dans ces faits que la résistance du col soit diminuée par la perte de sang.

Une fois dans l'utérus, la main doit aller à la recherche des pieds et les entraîner au dehors, le tronc du fœtus s'engage alors dans l'orifice, et si la tête fait naître quelques difficultés d'extraction, elles sont les mêmes que celles que nous exami-

nerons plus tard à propos de l'accouchement par le siége;
nous ne nous y arrêterons pas.

Hémorrhagie grave avec un orifice dilaté ou dilatable.
— De tous les cas d'hémorrhagie grave, celui-ci est le moins
défavorable, rien en effet ne s'oppose à l'extraction du fœtus ;
on choisit la version dans les cas où la partie fœtale est élevée,
en donnant au contraire la préférence au forceps quand la
tête est descendue dans l'excavation. La présentation du siége
n'exigerait que des tractions faites avec la main seule, ou aidée
d'un crochet mousse dans les cas les plus difficiles.

ARTICLE II.

ÉCLAMPSIE PUERPÉRALE,

L'éclampsie puerpuérale peut se manifester pendant la grossesse, pendant l'accouchement et pendant l'état puerpéral,
mais elle est plus fréquente pendant le travail de l'accouchement qu'à toute autre époque. On voit assez souvent, les
accès d'éclampsie, s'arrêter immédiatement après la sortie de
l'enfant ; il semble donc qu'il y ait une certaine liaison entre
la manifestation des convulsions puerpérales et la présence de
l'enfant dans les parties maternelles ; il est donc naturel de se
demander si, en dehors de la thérapeutique médicale, l'art ne
devrait pas intervenir pour hâter l'expulsion de l'enfant ; la
gravité de l'éclampsie pour la mère et pour l'enfant est plus
que suffisante pour légitimer une pareille question. Pour la
résoudre, nous établissons deux divisions : 1° l'éclampsie survient avant le travail de l'accouchement ; 2° l'éclampsie survient pendant le travail de l'accouchement.

Éclampsie pendant la grossesse. — La grossesse, surtout
dans les derniers mois, peut être compliquée de convulsions
éclamptiques, et presque tous les praticiens ont été amenés
naturellement à conclure que la déplétion de l'utérus devrait
être un moyen désirable. Il faut cependant bien savoir qu'on
doit rejeter toute tentative d'extraction.

Cette exclusion de toute intervention directe, se fonde sur les considérations suivantes : 1° on ne doit pas perdre de vue que l'éclampsie survenue pendant la grossesse peut guérir, et que la gestation peut continuer d'une manière heureuse pour la mère et pour l'enfant. 2° Au point de vue de la vie du fœtus, il est probable qu'il aura déjà succombé dans les cas d'éclampsie grave, car les manœuvres d'extraction pendant la grossesse demandent un certain temps, en admettant même qu'on facilite l'accouchement forcé, au moyen d'incisions pratiquées sur le col. 3° Au point de vue de la mère, l'induction seule doit mettre en garde contre toute tentative de délivrance, puisque l'on sait que l'éclampsie se déclare après l'expulsion du fœtus, pendant l'état puerpéral. Des tentatives malheureuses ont d'ailleurs directement démontré que les lésions que l'accouchement forcé détermine dans les organes génitaux, sont plutôt une cause d'aggravation que d'amélioration pour la malade.

Éclampsie pendant l'accouchement. — Quand le travail de l'accouchement est commencé, il y a avantage à le favoriser, à extraire même le fœtus aussitôt que les voies sont préparées : comme le dit M. Dubois, c'est le moment opportun qu'on doit attendre ; il faut donc, suivant la présentation, suivant que la tête est plus ou moins basse, avoir recours à la version ou à l'application du forceps. Ainsi donc, pour agir, il faut que le col soit dilaté ou dilatable. Telle est la conduite qu'on doit suivre dans l'intérêt de la mère.

Quand, pendant le travail de l'accouchement, on a la certitude que l'enfant est vivant ; quand on sait combien l'éclampsie est grave pour lui, ne doit-on pas chercher à terminer l'accouchement aussi promptement que possible. L'accouchement forcé par les lésions contusives qu'il produit paraît favoriser la gravité de l'éclampsie ; nous ne devons donc pas y penser. Mais quand l'orifice est incomplétement dilaté, quand ses bords sont amincis, nous croyons que, dans l'intérêt de l'enfant, on doit débrider cet orifice et appliquer le forceps immédiatement après. Des incisions nettement pratiquées n'ont pas d'influence fâcheuse sur le système nerveux, et je crois qu'elles ne sont pas passibles de la réprobation que j'ai formulée contre l'accouchement forcé. La conduite que je viens d'indiquer a été suivie de point en point par M. Danyau, qui n'a eu qu'à s'en féliciter. Une jeune dame primipare était déjà depuis quelque temps en travail ; l'orifice fort aminci était incomplétement dilaté ; son ouverture était de la largeur d'une pièce de cinq francs, quand l'éclampsie éclata ; du chloroforme fut donné à la malade, et M. Danyau s'étant assuré que l'enfant était vivant, n'hésita pas à faire quelques incisions sur l'orifice, qui lui permirent d'appliquer immédiatement le forceps. La mère et l'enfant furent sauvés. Dans un cas analogue, je crois que la conduite de M. Danyau doit être imitée en tout point.

ARTICLE III.

RUPTURES DE L'UTÉRUS ET DU VAGIN.

§ I. — Rupture de l'utérus.

Il ne doit être question ici que de ces ruptures, qui intéressent l'épaisseur entière des parois utérines ; on a cité des exemples curieux, dans lesquels le fœtus s'était logé dans le ligament large dédoublé, sans lésion du péritoine ; mais le plus souvent c'est dans la cavité abdominale que tombe le produit de la conception.

A. **Enfant mort ou non viable.** — Quand l'utérus se rompt, si la rupture a lieu avant la fin du septième mois, époque de la viabilité certaine du fœtus, ou si dans une grossesse plus avancée le fœtus a succombé, l'indication qui se présente doit être uniquement portée dans l'intérêt de la mère, puisque la vie du fœtus est fatalement sacrifiée. — Dans ce premier cas, une seule question doit être posée : la mère court-elle plus de risques, par suite des désordres qui accompagnent la présence du fœtus dans l'abdomen, que par suite des dan-

gers inhérents à l'opération césarienne. La réponse est difficile ; si l'on a de bonnes raisons pour pratiquer l'extraction
du fœtus, on en a d'aussi bonnes pour se montrer partisan
de l'expectation.

Je supposerai qu'on se décide à retirer le fœtus de la
cavité abdominale : une seule opération, l'opération césarienne, peut être pratiquée et elle doit l'être avec toutes les
précautions nécessaires.

Quand, l'enfant étant mort, la rupture a lieu pendant le
travail de l'accouchement, la dilatation du col doit faire tenter l'extraction du fœtus par les voies génitales, en suivant les
règles que nous allons établir, pour l'extraction d'un enfant
vivant, règles qui sauvegardent en effet la vie de la mère
mieux qu'aucune autre.

B. **Enfant vivant.** — Si la rupture survient dans les deux
derniers mois de la grossesse, quand l'enfant est vivant, le
traitement intéresse deux êtres à la fois, et, dans tous les
cas, il faut chercher à extraire le fœtus aussi rapidement que
possible.

Toutes les fois donc que l'orifice est fermé, épais, à plus
forte raison quand il conserve de la longueur, il faut renoncer
à l'idée de faire pénétrer la main dans l'utérus ; le temps
presse, la vie de l'enfant est menacée, et la seule opération
qu'on doive employer c'est l'opération césarienne ; mais on
n'est autorisé à la pratiquer qu'après avoir examiné les parties
maternelles.

Quant au contraire, l'enfant étant vivant, la rupture utérine survient alors que l'orifice est dilaté, ou dilatable par une
opération facile, l'indication d'extraire le fœtus par les voies
génitales devient formelle ; mais plusieurs cas peuvent se présenter :

1° *L'enfant est resté en place.* — Ici l'accoucheur devra
choisir entre la version et l'application du forceps, suivant les
cas ; mais si la déchirure intéresse le segment inférieur de
l'utérus, il devra procéder avec beaucoup de douceur, pour

éviter d'agrandir la solution de continuité. Le docteur Taurin, dans son excellente thèse (1), s'est demandé ce qu'il conviendrait de faire, si la rupture coïncidait avec un rétrécissement du bassin, et il en conclut à l'application du céphalotribe quand l'opération est possible; il conseille, au contraire, la gastrotomie, quand le rétrécissement est extrême. Cette coïncidence d'une rupture de l'utérus et d'un rétrécissement n'est malheureusement pas un fait purement hypothétique, car il faut ranger au nombre des causes prédisposantes de ruptures, les vices de conformation du pelvis.

2° *L'enfant est passé en partie dans le péritoine, et resté en partie dans l'utérus.* — Ici encore l'extraction par les voies naturelles doit être tentée; l'application du forceps sera le plus souvent impossible, par suite de l'élévation de la partie, et alors la conduite la plus rationnelle consiste dans des tractions faites avec la main, conduite jusque sur les pieds, en admettant même qu'ils soient en dehors de l'utérus.

Mais une difficulté peut ici se présenter : le fœtus étant partie dans l'utérus et partie dans le péritoine, la portion qui s'engage dans la crevasse utérine peut être étranglée, fortement serrée par la rétraction de l'organe, et cette rétraction s'oppose aux succès des tentatives d'extraction. C'est dans ce cas qu'on a conseillé d'agrandir la déchirure de l'utérus au moyen d'un bistouri boutonné. Ce procédé me paraît difficile, dangereux, et je préférerais avoir recours à la dilatation de la rupture, par l'introduction successive des doigts.

3° *L'enfant est tombé entièrement dans le péritoine.* — On devra toujours tenter d'introduire la main dans l'utérus, de franchir la partie rompue et de pénétrer dans le péritoine pour y chercher les pieds : c'est ce qu'on pourrait appeler le premier temps de l'opération ; dans le second temps, on fera des tractions sur le fœtus, pour essayer de le faire rentrer dans la cavité utérine. Des tentatives de ce genre ont eu un plein

(1) Paris, 1853.

succès, et l'on garde à la Maternité de Paris le souvenir d'une opération semblable qui a été pratiquée par M. P. Dubois. Quand la déchirure porte sur le fond de l'utérus, la rétraction s'y fait si promptement que tout délai est une faute.

Nous établissons donc comme règle générale : pendant le travail, l'extraction du fœtus doit être faite par les voies génitales, mais quand cette extraction est impossible, la vie de l'enfant commande de pratiquer l'opération césarienne; quand au contraire l'enfant a succombé, on peut opter entre l'expectation et l'opération.

§ II. — Ruptures du vagin.

Les ruptures du vagin peuvent se produire spontanément pendant l'accouchement, mais le plus souvent elles sont déterminées par des manœuvres opératoires faites sans ménagement. Quand une rupture semblable a lieu, une seule indication se présente : il faut extraire le fœtus par le vagin, avoir recours au forceps quand la tête se présente, ou faire des tractions sur les pieds quand le siége descend le premier. Mais ces manœuvres doivent être faites avec une grande circonspection, pour ne pas élargir la solution de continuité.

Une complication assez grave peut accompagner la rupture du vagin, c'est le passage de l'enfant dans la déchirure au travers de laquelle il remonte complétement ou incomplétement dans la cavité péritonéale.

La conduite que doit tenir l'accoucheur est toujours la même, il doit extraire l'enfant au travers des parties génitales, dût-il même dans cette opération agrandir un peu la déchirure; cet inconvénient serait encore préférable à la gastrotomie.

Enfin, la rupture du vagin et le passage de l'enfant peuvent coïncider avec un rétrécissement du bassin qui rend l'extraction du fœtus impossible par les voies ordinaires. On retombe alors dans une situation analogue à celle que nous avons rencontrée dans la rupture de l'utérus; la conduite du médecin devant être identique dans les deux cas, je suis dispensé de m'appesantir sur ce sujet.

ARTICLE IV.

THROMBUS DE LA VULVE ET DU VAGIN.

On donne le nom de thrombus de la vulve et du vagin, à des tumeurs formées par du sang extravasé, répandu dans le tissu cellulaire de ces régions.

Plus communes après l'accouchement, ces tumeurs naissent quelquefois pendant le travail, et leur présence gêne l'expulsion du fœtus d'une part, tandis que leur prompt accroissement, d'autre part, expose les femmes à une mort rapide. Les thrombus offrent deux indications principales à remplir quand ils naissent pendant le travail.

1° Il faut inciser la tumeur quand elle gêne le passage du fœtus, le sang s'écoule par l'incision et l'obstacle est levé. Quand le cas est heureux, la tête du fœtus descend comprimer les vaisseaux déchirés et l'hémorrhagie se suspend. Aussi quand la tumeur est limitée et qu'elle n'augmente pas de volume, il faut attendre pour l'inciser que la tête soit descendue.

2° Quand, au contraire, la tumeur augmente incessamment, ou quand, après son incision, le sang coule en abondance, il faut terminer aussi rapidement que possible l'accouchement dans l'intérêt de l'enfant et dans l'intérêt de la mère.

Oi. — *Thrombus de la vulve.* — *Augmentation rapide de la tumeur.* — *Version.*

Une femme âgée de vingt-neuf ans, d'un tempérament lymphatique, ayant beaucoup d'embonpoint, de haute stature, avec un bassin très évasé, avait eu une grossesse assez pénible. Le travail de l'enfantement marcha avec rapidité ; les eaux s'écoulèrent de bonne heure, le fœtus présentait les fesses.

Il devint nécessaire de dégager les pieds et d'extraire l'enfant, ce qui fut fait avec la plus grande facilité par M. Ané. Cet enfant était mort. Pendant qu'on cherchait à la rappeler à la vie, la mère ressentit de nouvelles douleurs ; il y avait dans la matrice un second enfant qui présentait le sommet de la tête au détroit supérieur, dans la première position. La tête s'engageait dans l'excavation, et l'on espérait qu'elle ne tarderait pas à être dégagée, lorsqu'on s'aperçut qu'il y avait une tumeur sanguine sans pulsation, laquelle faisait saillie à la partie postérieure et supérieure du vagin, et avait pris naissance dans le tissu cellulaire situé entre le sacrum et la face postérieure du rectum, ce dont on s'assura en portant le doigt dans cet intestin.

En peu d'instants, cette tumeur acquit un volume énorme; elle refoulait en avant la partie postérieure du vagin, en obstruait toute la cavité, envahissait le tissu cellulaire de la fesse gauche, et la grande lèvre du même côté était tellement gonflée qu'elle parassait prête à se rompre.

On appela le célèbre Baudelocque, et l'on décida qu'il fallait terminer l'accouchement ; mais on reconnut qu'on ne pouvait le faire qu'après avoir évacué le sang qui formait la tumeur, cette tumeur bouchant pour ainsi dire le passage et rendant impossible l'introduction de la main ainsi que la sortie du fœtus. Pour cela, on ft à la grande lèvre gauche une incision longitudinale d'un pouce et demi de longueur ; cette incision donna issue à 4 onces de sang luide et à quelques caillots.

On introduisit le doigt dans la plaie aussi profondément quon le put, on le promena en différents sens pour rompre les celluls, et l'on obtint par cette manœuvre une nouvelle quantité de sang cagulé qu'on put évaluer à 7 ou 8 onces.

La tumeur étant affaissée, on put extraire l'enfant en allantchercher les pieds ; malgré la promptitude avec laquelle fut faite l version, l'enfant était mort. La délivrance fut naturelle.

Le sang coula pendant quelque temps de la plaie, il survin de la tuméfaction ; une fièvre même se déclara, puis céda au bout diquelques jours. La malade ne put uriner seule pendant cinq ou sijours. Enfin, après des alternatives d'amélioration et d'aggravabn, la fièvre reparut avec exacerbation, l'écoulement par la vulve eta plaie devint ichoreux, et la malade mourut le cinquante et unièıe jour après l'accouchement. (Deneux, *Mémoire sur les tumeurs sangines de la vulve et du vagin.*)

Deneux a résumé dans le passage suivant la conduite qu'il regarde comme la meilleure : « Si la nature agissait toujours aussi sagement que dans l'observation suivante , on pourrait demeurer spectateur tranquille; mais malheureusement il n'en est pas toujours ainsi, et ce qu'elle a fait va nous montrer ce que l'art doit faire.

» Une femme d'une constitution molle et lymphatique, déjà mère de deux enfants, avait le long des cuisses et des jambes, aux grandes lèvres et dans le vagin, une grande quantité de varices, dont l'une, située dans le vagin, était surtout d'un volume très remarquable. Le travail de l'enfantement se déclara au terme de sa troisième grossesse, et suivit d'abord une marche régulière; la tête s'engageait peu à peu dans l'excavation pelvienne; mais la varice du vagin augmenta de plus en plus de volume, finit par se rompre et par déterminer une hémorrhagie très abondante. Ce fut en vain qu'on employa le tampon, et qu'on espéra de l'avantage du progrès du travail qui faisait avancer la tête. La persistance de l'hémorrhagie, la débilité croissante de la femme et la cessation des contractions de l'utérus, obligèrent de recourir à l'usage du forceps. Au moyen de cet instrument, l'enfant fut extrait vivant et sans difficulté. L'hémorrhagie qui avait persisté jusque-là, fut arrêtée sans retour par le tamponnement, et les suites de couche furent très heureuses. (D'Outrepont, *Mémoires et matériaux concernant l'art des accouchements*, t. Ier, p. 202.)

» On concevra aisément que si la rupture, au lieu de comprendre les vaisseaux et la paroi du vagin, avait épargné cette dernière, on aurait vu survenir un thrombus d'autant plus considérable que l'hémorrhagie a été plus opiniâtre. Et, certes, tout le monde conviendra, je pense, que les inconvénients de l'hémorrhagie extérieure ont été bien moins graves que ceux d'un thrombus, puisque, dans ce dernier cas, outre l'affaiblissement des forces de la femme, on aurait eu une tumeur qui aurait gêné plus ou moins le passage de l'enfant, et des désordres très étendus dans le tissu cellulaire du bassin. Dans des circonstances semblables, ne craignons pas d'imiter la nature, d'ouvrir une varice pour faciliter le dégorgement des vaisseaux, éviter par conséquent des accidents plus fâcheux.

» L'observation de D'Outrepont fait voir la nécessité de terminer immédiatement l'accouchement, dès que les vaisseaux seront dégorgés. En agissant différemment, en voulant le confier à la nature, on s'exposerait à une hémorrhagie que la pression de la tête de l'enfant et les efforts de la femme rendraient très difficile à arrêter : en supposant qu'on réussît à suspendre l'écoulement du sang, les vaisseaux pourraient se remplir de nouveau et se rompre ; on perdrait par conséquent le fruit de ce que l'on aurait fait. Est-il besoin de dire qu'on ne doit terminer l'accouchement que dans les cas où la dilatation de l'orifice de l'utérus est suffisante. » (Deneux, *loc. cit.*)

M. Cazeaux a conseillé, contrairement à l'opinion de Deneux, l'incision du thrombus suivie d'un tamponnement qui, appliqué directement sur le vaisseau déchiré, préviendrait une nouvelle hémorrhagie. M. Blot, dans une thèse de concours blâme cette manière de faire, qu'il regarde comme pouvant arrêter ou tout au moins gêner l'expulsion du fœtus.

En résumé, on peut donc dire que, lorsque le thrombus est seulement gênant pour l'accouchement, on doit y pratiquer une simple incision ; que lorsque le thrombus est dangereux par hémorrhagie interne ou externe, il faut se hâter de terminer l'accouchement ou par le forceps ou par la version, suivant le cas.

CHAPITRE III.

OBSTACLES DÉPENDANT DU BASSIN OSSEUX.

ARTICLE PREMIER.

RÉTRÉCISSEMENTS DU BASSIN.

§ I. — Généralités.

Les vices de conformation du bassin forment à eux seuls une cause de dystocie des plus vastes et des plus importantes qu'on puisse étudier, et les indications qui leur sont relatives ont fait le sujet d'une thèse de concours que j'aurai plus d'une fois l'occasion de citer.

Le caractère le plus saillant et le plus important des rétrécissements du bassin, c'est l'immobilité, la rigidité de l'obstacle qui s'oppose à la sortie du fœtus. Dans un accouchement naturel il existe un rapport à peu près exact entre le volume du fœtus et les dimensions du canal qu'il doit parcourir; ce rapport a disparu dans le vice de conformation du bassin, et l'on comprend tout d'abord, que, plus le canal sera rétréci, plus les difficultés d'expulsion ou d'extraction seront grandes ; à un certain degré même, le fœtus ne peut plus être extrait que par une voie anormale.

Pour se rendre compte des difficultés probables, que l'on peut rencontrer dans un cas de ce genre, il faut tout d'abord s'assurer du degré de rétrécissement. Cette notion est capitale, et heureusement on peut l'acquérir d'une manière assez précise. Une notion dont la connaissance ne serait pas moins importante, serait celle du volume et de la résistance de la tête fœtale; on comprend, en effet, qu'une tête volumineuse et résistante ne s'engagera pas dans un bassin médiocremen t rétréci, tandis qu'une tête d'un petit volume et réductible, franchirait l'obstacle sans résistance. Malheureusement il est impossible d'arriver à la connaissance approximative des va -

riétés que présente la tête du fœtus, nous sommes réduits à de simples données souvent fort douteuses. Aussi rien n'est plus variable que la terminaison de l'accouchement, dans les cas de rétrécissements du bassin ; les considérations qui précèdent suffiraient à l'expliquer. Nous devons encore y ajouter l'énergie plus ou moins grande et inconnue avec laquelle l'utérus se contractera, l'époque plus ou moins avancée de la grossesse à laquelle se fera l'accouchement, soit qu'il commence par les seules forces de la nature, soit qu'il soit provoqué dans un but thérapeutique.

Au point de vue du pronostic, nous acceptons complétement la classification établie par M. Dubois ; son importance pratique nous engage à la reproduire. C'est d'ailleurs d'après elle, que nous pourrons établir quelle doit être la conduite de l'accoucheur (1).

Première division. — La première division comprend les cas dans lesquels le rétrécissement du bassin, en quelque point qu'il existe, laisse en ce point encore un vide de 9 centimètres et demi au moins dans tous les sens.

Dans ce cas, l'accouchement spontané, quelquefois facile, d'autres fois pénible, mais heureux en définitive pour la mère et l'enfant, peut et doit même être espéré.

Deuxième division. — La seconde division comprend les cas dans lesquels le rétrécissement du bassin ne laissera, au point du canal qu'il occupe, qu'une ouverture de 9 centimètres et demi au plus, et de 6 centimètres et demi au moins.

Dans ce cas, l'expulsion naturelle du fœtus est en général impossible, si la tête a acquis son développement ordinaire, si les contractions utérines ne sont pas aidées et si le bassin déformé conserve ses dimensions anormales. Cette dernière restriction est ici mise en vue des faits rares dans lesquels le rétrécissement est produit par l'ostéomalacie qui n'aurait pas disparu au moment de l'accouchement, de telle sorte que le

____

(1) P. Dubois, *Thèse de concours*, 1834, p. 15 et suiv.

ramollissement des os permettrait à la tête du fœtus de les refouler en dehors.

Troisième division. — Cette division comprend tous les cas
dans lesquels le rétrécissement est tel, que les dimensions du
bassin seront au-dessous de 6 centimètres et demi.

Ici le degré d'étroitesse est tel que, ni l'expulsion du fœtus
ni l'extraction ne sont possibles ; aussi l'accoucheur sera-t-il
forcé, ou de mutiler l'enfant ou de pratiquer sur la mère une
opération sanglante, pour créer une voie artificielle au produit de la conception.

§ II. — De la conduite de l'accoucheur dans les cas de rétrécissement
du bassin.

Je ne parlerai pas ici des moyens que l'accoucheur peut
employer pendant la grossesse , soit pour s'opposer au
développement du fœtus, soit pour provoquer une expulsion
avant le terme, à une époque où le fœtus n'a pas encore acquis un volume qui doit gêner son expulsion. La grande difficulté c'est de savoir prendre le meilleur parti quand l'accouchement se déclare.

L'accoucheur, suivant le diagnostic qu'il aura porté, pourra
suivre une conduite différente : expectation, application du
forceps, version pelvienne, crâniotomie et céphalotripsie,
opération césarienne, telles sont les principales méthodes
qu'il peut mettre en pratique.

Expectation. — L'expectation, si utile dans les maladies
internes, ne rend guère moins de services en obstétrique; les
rétrécissements du bassin n'apportent pas dans les phénomènes de l'accouchement, un trouble tel qu'il faille agir sur-
le-champ. L'accoucheur a tout le temps d'examiner attentivement quelles peuvent être les indications ; rien ne menace
en effet, et quelques minutes d'attente, en plus ou en moins,
ne changeront rien à la gravité de la situation. De singuliers
cas d'accouchement spontané viennent quelquefois contredire

le pronostic le plus raisonnable. M. Depaul a rappelé deux faits de ce genre dans une leçon clinique.

Dans deux cas où MM. P. Dubois et Depaul avaient constaté de la manière la plus certaine, chez deux jeunes femmes primipares, un rétrécissement de 7 centimètres, et avaient conseillé l'accouchement prématuré artificiel, les deux femmes, conseillées par un médecin imprévoyant, arrivèrent jusqu'à terme et dans les deux cas, un accouchement spontané donna tort aux deux savants accoucheurs.

M. Velpeau a cité quelque part un fait analogue. Pendant une leçon dans laquelle il avait démontré la nécessité d'intervenir pour terminer l'accouchement, l'expulsion spontanée du fœtus eut lieu, et les excellentes raisons qu'il avait données pour motiver son intervention furent démenties par une terminaison exceptionnelle.

L'expectation est rationnelle dans les rétrécissements qui oscillent entre 11 centimètres et 9 centimètres et demi, l'accouchement spontané est fréquent dans ces cas. De 9 centimètres et demi à 6 centimètres et demi l'expulsion spontanée du fœtus est peu probable ; elle peut être regardée comme extraordinaire. Dans ces cas le plus souvent, elle ne s'obtient qu'au prix d'un travail prolongé, qu'à la faveur de contractions extrêmement énergiques, contractions qui compriment violemment le fœtus et déterminent assez souvent des enfoncements des parois du crâne, par suite de la compression violente de l'angle sacro-vertébral. Enfin, je ne connais pas d'exemple d'expulsion spontanée quand le rétrécissement descend au-dessous de 6 centimètres et demi.

Je devais exposer les faits insolites, mais je dirai ici bien haut, qu'une expectation trop prolongée, pour peu que le rétrécissement soit marqué, est toujours dangereuse, et que l'accoucheur qui reste alors dans l'inaction, méconnaît son devoir, qu'il néglige les enseignements journaliers de la pratique pour avoir conservé le souvenir d'un fait aussi rare que curieux.

Forceps. — Nous avons dit ailleurs que le bassin forme un anneau inextensible, ou du moins peu extensible, pour parler d'une manière absolument vraie, car chez quelques femmes les symphyses du bassin sont assez relâchées, pour qu'une légère disjonction soit possible ; l'agrandissement du bassin est, dans l'immense majorité des cas, fort limité, et le pronostic des rétrécissements serait plus grave encore si la tête du fœtus n'était pas préparée d'avance pour une réduction de volume. C'est sur la diminution des diamètres de la tête, qui s'allonge dans un sens pour s'amoindrir dans l'autre, que se fonde l'utilité de l'application du forceps dans les cas qui nous occupent.

Le forceps serait moins souvent utile, si les contractions utérines pouvaient acquérir une puissance suffisante ; ce serait à elles que serait due l'élongation de la tête, qui serait d'autant plus considérable que les contractions auraient été plus fortes. Quand la contractilité utérine ne suffit pas, le forceps vient à son secours de deux façons différentes : comme agent de traction, comme agent de réduction, et plus les tractions sont vigoureuses, plus la compression que subit la tête est considérable.

C'est avec raison que partout et toujours on doit conseiller de manier le forceps avec adresse plutôt qu'avec force ; mais cette règle, si importante ailleurs, peut être transgressée dans les rétrécissements du bassin ; il faudrait n'avoir jamais appliqué le forceps dans ces circonstances, pour ignorer qu'il faut déployer quelquefois une certaine vigueur, et que ce n'est qu'après des efforts réitérés et soutenus, qu'on voit la tête du fœtus franchir le point rétréci. J'ai fait quelquefois l'application du forceps pour des rétrécissements du bassin ; plus souvent encore j'ai vu mes maîtres la faire sous mes yeux, et je dois dire, sans crainte d'être démenti par personne, qu'on doit dans les circonstances convenables, employer des tractions assez énergiques ; les douleurs de courbature qu'on ressent dans les bras, le lendemain d'une opération laborieuse, en sont une preuve qui [en vaut bien une autre.

Ni trop, ni trop peu, tel est le précepte qu'on doit suivre dans la pratique, pour déterminer l'énergie des tractions qu'on doit employer ; mais comment transmettre ce précepte dans une explication écrite ? Les rétrécissements de 8 centimètres forment à peu près la limite, au-dessus de laquelle on peut espérer l'extraction du fœtus par le forceps ; au-dessous de laquelle elle est possible, en devenant de plus en plus rare, à mesure qu'on se rapproche davantage de 6 centimètres et demi. A 8 centimètres et au-dessus, je comprends donc qu'on insiste sur l'application du forceps, qu'on la répète plusieurs fois, qu'on varie la direction des tractions, qu'on déploie une certaine force, parce qu'on doit avoir la légitime espérance de réussir. Mais comme ce n'est pas sans fatiguer la femme, qu'on renouvelle de semblables tentatives, il ne faut pas trop les répéter au-dessous de 8 centimètres ; les succès qu'on peut obtenir ne seraient peut-être pas compensés par les inconvénients d'un accouchement trop laborieux. Le forceps n'est d'ailleurs pas d'une innocuité complète pour le fœtus, la compression qu'il exerce sur la masse encéphalique, détermine assez fréquemment des désordres matériels et la mort de l'enfant ; on regrette alors de ne pas avoir employé une méthode plus expéditive qui eût moins fatigué la mère.

La mort ou la vie de l'enfant doit servir encore à régler l'application du forceps : tant que le fœtus est vivant et qu'on a l'espérance de l'extraire vivant, on doit tenter l'application du forceps, y revenir à plusieurs fois s'il le faut ; mais quand il est mort, qu'on en a acquis la preuve à peu près certaine, des tractions peu nombreuses et modérées doivent seules être employées, et quand elles échouent, on doit éviter à la mère de plus longues souffrances, en diminuant le volume de la tête de l'enfant par la crâniotomie.

L'application du forceps, dans les cas de rétrécissements du bassin, est souvent fort difficile : presque toujours il faut aller saisir la tête au niveau du détroit supérieur, puisque

c'est là que le plus souvent la tête du fœtus est arrêtée. L'élévation de la partie fœtale crée donc une première difficulté ;
une seconde difficulté, plus grande que la première, vient de
la conformation irrégulière du bassin. Les cuillers de l'instrument sont courbées de telle manière, qu'elles glissent facilement sur un bassin bien conformé ; mais sur un bassin déformé leur adaptation n'est plus complète. La main qui les
conduit ne peut pas les empêcher de dévier ; elles se retour-
nent quelquefois de telle façon, qu'elles offrent leurs faces
concaves en dehors, et ce n'est souvent qu'après de longs
tâtonnements, après avoir essayé successivement, de faire pénétrer l'instrument sur différents points, qu'on pourra finir
par réussir.

De la version. — Les nombreux insuccès du forceps dans
les rétrécissements du bassin, ont fait qu'on s'est demandé si
la version n'offrirait pas de plus grands avantages. Madame Lachapelle compte des succès plus nombreux par la
version que par l'application du forceps : « Sur 15 enfants extraits par le forceps, pour cause de resserrement du bassin, 7 ont
vécu, 8 sont nés morts, tandis que, sur 25 amenés par les pieds,
16 ont vécu et 9 seulement ont été extraits sans aucun signe
de vie. La proportion de succès est presque de deux tiers pour
la version, et moindre que la moitié pour l'application du
forceps (1). »

Madame Lachapelle explique cette différence par la facilité
plus grande avec laquelle on peut diriger la tête du fœtus. Un
autre avantage qu'elle reconnaît à la version, c'est de donner
des moyens infaillibles de reconnaître si le fœtus est vivant ou
mort, en permettant d'examiner directement le tronc de l'enfant, et dans le dernier cas, si la tête fait obstacle, on n'est
retenu par aucune hésitation, pour pratiquer la crâniotomie.
Aujourd'hui, grâce aux progrès de l'auscultation obstétricale,
le diagnostic de la mort du fœtus peut être porté à une préci-

(1) Lachapelle, t. III, p. 429.

sion qui suffit dans presque tous les cas, et le dernier argument de madame Lachapelle me paraît sans valeur.

M. Simpson a cherché aussi à démontrer l'avantage de la version sur l'application du forceps ; une courte analyse de son mémoire a été donnée par M. Cazeaux, auquel nous l'emprunterons (1) :

En supposant la tête transversalement placée au-dessus du rétrécissement sacro-pubien, traversera-t-elle plus facilement l'obstacle, quand elle s'offrira par le sommet que lorsque l'extraction ou la sortie spontanée du tronc présentera la base du crâne au rétrécissement ?

La théorie, sur ce point, paraît assez d'accord avec les faits rappelés plus haut. En effet, la tête considérée dans son ensemble, représente un cône dont la base est constituée par le diamètre bipariétal qui offre de 9 à 9 centimètres et demi, et le sommet par le diamètre bimastoïdien qui n'a que 7 centimètres et demi à 8 centimètres. Ce dernier diamètre est irréductible, tandis que le premier peut, sous l'influence d'une compression plus ou moins prolongée, être diminué de 1 et même 1 centimètre et demi. Eh bien, quand le sommet de la tête s'offre le premier, la base du cône qu'elle représente vient s'offrir à un diamètre plus étroit qu'elle, et les efforts de la matrice ainsi que les tractions exercées sur le forceps, ne peuvent avoir qu'un résultat, c'est d'aplatir la voûte du crâne contre l'entrée du bassin, et par conséquent d'augmenter au lieu de diminuer le diamètre bipariétal.

Si nous supposons, au contraire, que le cône représenté par la tête s'engage par sa pointe, c'est-à-dire par son diamètre bimastoïdien, les tractions pratiquées sur le tronc de l'enfant pourront avoir les résultats suivants : si le diamètre rétréci du bassin offre au moins 7 à 8 centimètres, il n'opposera aucun obstacle sérieux à l'engagement de ce diamètre bimastoïdien ; dès lors la résistance offerte, par la symphyse pubienne et l'angle

(1) Cazeaux, p. 845 et suiv.

sacro-vertébral, exerçant une compression sur les côtés des bosses pariétales, tend à les rapprocher l'un de l'autre, c'est-à-dire à réduire le diamètre bipariétal, et la tête, sous l'influence des tractions de l'accoucheur, s'engagera dans la partie rétrécie du bassin comme un coin dont la base est compressible. En un mot, dans la présentation du sommet, la résistance offerte par les os du bassin tend à diminuer le diamètre occipito-frontal ou occipito-mentonnier, tandis que, dans les présentations podaliques, elle tend à diminuer le diamètre transverse, c'est-à-dire le seul qu'il soit important de réduire. (Simpson.)

Les considérations qui précèdent et sur lesquelles s'appuie Simpson, me paraissent plus ingénieuses que vraies ; il a cherché à démontrer que la tête s'élargit par compression, quand le sommet se présente, et qu'elle s'allonge en se rétrécissant dans la présentation du siége. Or, si je fais appel à mes souvenirs, je trouve que dans tous les cas de rétrécissement du bassin où l'accouchement s'est terminé par l'extraction du fœtus en présentation du sommet, j'ai toujours remarqué une élongation parfois considérable de la tête. L'aplatissement de la voûte du crâne, sur lequel insiste l'accoucheur anglais, ne peut tout au moins se comprendre, qu'avant l'engagement de la tête dans le détroit supérieur, par l'effet des contractions utérines. Mais quand on applique le forceps, la tête se trouve, par cette application même, engagée dans le vide que laissent entre elles les cuillers qui la compriment latéralement ; dès lors aucune cause ne peut l'aplatir, tout, au contraire, concourt à l'allonger, et je ne vois rien de plus favorable dans l'extraction par les pieds que dans l'extraction par le forceps. Si l'art ne devait pas intervenir, je me rangerais peut-être à l'avis de Simpson : peut-être faudrait-il préférer une présentation du siége à une présentation du sommet ; mais quand il s'agit de comparer les avantages relatifs du forceps et de la version, je reste de l'avis des accoucheurs français et je crois que l'application du forceps est préférable.

Pour faire prévaloir la version sur le forceps, Simpson a encore invoqué d'autres raisons. « Dans la version, dit-il, on opère de bonne heure, aussitôt que les voies sont préparées, l'enfant se trouve dans d'excellentes conditions ; par l'application du forceps, au contraire, quand on se décide à agir, la vie de l'enfant est le plus souvent compromise par une expectation trop prolongée. » Cette objection ne prouve rien en faveur de la version, elle démontre seulement qu'une trop longue durée du travail est dangereuse, et personne ne l'ignore ; ce n'est plus le manuel opératoire qui est en cause, c'est le moment opportun qu'on choisit pour intervenir.

La version expose aussi à des difficultés que je dois indiquer : si par malheur la tête du fœtus se trouve arrêtée au niveau du bassin, et que par des tractions faites à l'aide des doigts ou de crochets engagés dans la bouche, on ne puisse parvenir à l'entraîner au dehors, le tronc du fœtus gênera singulièrement l'application du forceps ; la crâniotomie et la céphalotripsie seraient aussi plus difficiles, si l'on était obligé d'en venir à ces moyens. C'est dans ce cas, difficile par excellence, qu'on est quelquefois obligé de pratiquer la décollation.

Dans un cas de ce genre j'ai vu M. Dubois, à la Maternité, se trouver dans l'impossibilité d'entraîner la tête au dehors, malgré d'énergiques efforts ; il fut obligé de séparer le tronc de la tête, de pratiquer la crâniotomie, en faisant pénétrer les ciseaux de Smellie dans la bouche, au travers de la voûte palatine et de là jusqu'à la cavité crânienne. Le céphalotribe fut ensuite appliqué.

Si, au point de vue théorique et m'appuyant sur quelques tentatives malheureuses, j'ai combattu les assertions de Simpson, je dois reconnaître cependant qu'un assez grand nombre de faits légitiment cette opération, que j'ai moi-même pratiquée avec succès à la Maternité, sous la direction de mon excellent maître M. Danyau. Les opinions divergent ; la question est à l'étude, et ce n'est que lorsque des faits nombreux auront été amassés et comparés qu'on pourra, en connaissance de cause, porter un jugement défi nitif sur la valeur comparée de la version et du forceps, dans les rétrécissements du bassin.

La forme du rétrécissement devient quelquefois la source d'une indication précieuse dans les vices de conformation du pelvis. Quand l'angustie pelvienne, au lieu de porter sur le diamètre antéro-postérieur, déforme le bassin dans la direction de l'un de ses diamètres obliques, il s'ensuit que l'accouchement est possible, quand la tête se présente de telle façon que son grand diamètre corresponde au diamètre pelvien non rétréci, et son plus petit diamètre au diamètre pelvien raccourci. M. Velpeau a résumé, en peu de mots, les indications qui se présentent : « Si c'est à droite, par exemple, comme l'a vu Smellie et comme Stein en donne plusieurs figures, qu'existe le rétrécissement, le côté gauche pourra présenter un excès d'amplitude. Dans ce cas, si la tête vient, l'occiput à droite, l'accouchement exigera presque nécessairement des secours, tandis que s'il s'était présenté à gauche, la nature aurait pu se suffire à elle-même. Cette remarque indique assez que pour rendre l'accouchement facile chez une femme ainsi conformée, il suffit d'opérer la version, et d'amener le fœtus en première ou seconde des pieds, de telle sorte que l'occiput puisse correspondre du côté le plus large du détroit. Elle explique aussi comment les mêmes femmes, étant accouchées spontanément une première fois, ne peuvent peut-être le faire à la seconde, et *vice versâ*.

» En 1825 je fus prié de donner des soins à une femme qui était en travail depuis deux jours. La tête ne s'engageant point, j'allai chercher les pieds, et je terminai l'accouchement. En 1826, la même personne fut amenée à l'hôpital de la Faculté, étant en travail depuis quatre jours. Les eaux étaient écoulées, et la tête fortement engagée. La matrice, très exactement appliquée sur le fœtus, ne permit pas d'opérer la version. L'application du forceps fut tentée par Désormeaux, M. Deneux et moi; mais rien ne put faire descendre la tête.

La céphalotomie devint nécessaire. Cette femme, enceinte de nouveau en 1827, m'a fait prévenir de bonne heure lors du travail. Je suis allé chercher les pieds, et tout s'est promptement et heureusement terminé. L'issue différente de ces trois accouchements tient à ce que, dans un cas, le gros de la tête se présentant à droite, où le bassin était fortement rétréci, ne pouvait franchir le détroit, tandis que dans l'autre, la version ayant ramené l'occiput à gauche, où les dimensions naturelles étaient conservées, le passage de la tête n'était plus impossible (1). »

Quand, pour une raison ou pour une autre, on tente la version, il ne faut pas oublier qu'on doit, pour l'entreprendre, rester dans les limites que nous avons déjà établies pour l'application du forceps. Elle doit donc réussir assez souvent au-dessus de 8 centimètres, rarement au-dessous, et jamais elle ne doit être entreprise quand le rétrécissement descend à 6 centimètres et demi ou au-dessous.

Crâniotomie et céphalotripsie. — L'accouchement étant démontré impossible par les seuls efforts de la nature, par le orceps et par la version, une dernière ressource doit être employée : faire l'opération césarienne ou diminuer le volume du fœtus par la crâniotomie et la céphalotripsie. Nous nous occuperons d'abord de la mutilation du fœtus.

Il est bon de faire précéder l'application du céphalotribe de la crâniotomie qui, à proprement parler, n'est pas une méthode d'extraction, mais qu'il est difficile d'en séparer complétement. Cette opération a pour résultat la perforation de la boîte crânienne par une ouverture artificielle, qui permet l'écoulement de la matière cérébrale, et produit par là, une réduction très considérable dans le diamètre de la tête. Aussi dans certains cas M. le professeur P. Dubois se contente-t-il de pratiquer la crâniotomie, laissant aux contractions utérines le soin d'aplatir la tête et de faire écouler la

____

(1) Velpeau, *Traité d'accouchements*, t. I, p. 38 et 39.

matière cérébrale. C'est là un premier procédé fort simple.

Depuis l'invention du céphalotribe, on fait presque toujours, en France du moins, suivre la crâniotomie de la céphalotripsie.

La céphalotripsie est indiquée toutes les fois que, l'enfant étant mort, elle rend son extraction moins laborieuse; elle est encore indiquée toutes les fois que, l'enfant étant vivant, son extraction est démontrée impossible par les voies génitales. La question a été débattue et il est admis aujourd'hui que l'accoucheur peut disposer de la vie de l'enfant pour éviter l'opération césarienne, si dangereuse pour la mère. Mais une pareille décision est grave, l'accoucheur ne saurait peser trop attentivement les indications; il doit prévenir la mère, et nous ne sommes pas en droit de blâmer le chirurgien qui, reculant devant la céphalotripsie qui sacrifie forcément le fœtus, aurait recours à l'opération césarienne dans l'espoir de sauver tout à la fois et la mère et l'enfant. Pour moi, élevé à une école où la céphalotripsie a pris naissance et a été vulgarisée, je n'hésiterai jamais dans un cas semblable, et je préférerai toujours la céphalotripsie à l'opération césarienne.

Malheureusement la céphalotripsie a aussi ses limites et on ne peut tenter cette opération, qu'à la condition de trouver un rétrécissement ayant au moins 5 centimètres dans son plus petit diamètre; cette dernière limite est de rigueur, c'est celle que M. Pajot indique à ses nombreux élèves; elle est imposée et par le volume des parties fœtales qu'on doit extraire et surtout par le volume de l'instrument lui-même. M. A. Baudelocque, l'inventeur du céphalotribe, avait pensé que son application était possible, toute les fois que le rétrécissement n'était pas au-dessous de 42 millimètres. M. Velpeau (1) pense qu'on peut l'employer tant que les petits diamètres du bassin ne seront pas réduits à moins de 54 millimètres. M. Depaul et M. Dubois admettent que toutes les fois qu'un bassin offre

(1) Velpeau, *loc. cit.*, t. II, p. 492.

moins de 54 millimètres dans son plus petit diamètre, l'extraction du fœtus à travers les voies naturelles est difficile et tellement dangereuse, que l'opération césarienne est une ressource moins désespérée. M. Cazeaux (1) a posé comme limite extrême de l'application du céphalotribe le chiffre de 5 centimètres, et à ce degré il faut savoir que l'opération, tout en étant possible, présente souvent des difficultés considérables et parfois insurmontables.

Comme le forceps, le céphalotribe est un instrument de réduction et de traction ; comme instrument de réduction, il est tout-puissant, puisqu'il est construit de telle façon qu'il peut broyer la tête avec une extrême facilité ; comme instrument de traction, le céphalotribe est moins puissant que le forceps, la courbure moins grande des cuillers et l'aplatissement de la tête fœtale facilitent singulièrement le glissement de l'instrument qui lâche prise quand des tractions sont exercées sur lui.

« C'est sous le double rapport de la compression et de la traction, qu'on doit envisager le céphalotribe, pour bien préciser la limite au delà de laquelle il perd ses avantages et devient dangereux. Indiquons sommairement les conséquences de son application sur la tête ; qu'elle soit saisie d'une région temporale à l'autre, du front à l'occiput ou diagonalement, elle est aplatie avec la même facilité (2). »

Lorsque l'instrument est serré, il aplatit la tête d'un côté, tandis que les téguments se tendent dans le diamètre opposé, en y produisant un allongement très marqué et une résistance très grande. Comme les cuillers de l'instrument sont appliquées latéralement, c'est d'avant en arrière que se produit l'allongement, précisément au-dessus du diamètre, le plus souvent rétréci. Aussi, pendant l'extraction, il faut imprimer à l'instrument un mouvement de rotation d'un quart

(1) *Traité d'accouchements*, p. 602.
(2) Jacquemier, *Manuel des accouchements*, Paris, 1846, t. II, p. 429.

de cercle, qui ramène le diamètre réduit dans la direction du diamètre rétréci.

Comme agent d'extraction, le céphalotribe a une action moins étendue que comme agent de compression ; aussi a-t-on conseillé d'abandonner la tête aux efforts naturels de l'expulsion, après qu'on l'a broyée par des applications successives de céphalotribe, appliqué comme simple agent de réduction. Cette méthode a rendu de véritables services ; elle peut être appelée la méthode des applications multiples ; elle est éloquemment vulgarisée par M. Pajot.

Le plus souvent on a l'habitude de combiner l'écrasement de la tête et les tractions ; si la tête est entraînée et si la poitrine fait obstacle, on appliquera aussi sur elle le céphalotribe. Mais quand l'instrument glisse sans rien amener, on est obligé de multiplier les tentatives, qui font naître pour la mère de sérieux dangers.

Nous dirons donc 1° que jamais la céphalotripsie ne doit être tentée au-dessous de 5 centimètres ; 2° que tout d'abord on doit tenter une première tentative d'extraction qui peut être couronnée de succès, ainsi que cela m'est arrivé une fois à la Maternité, sur trois opérations de ce genre que M. Danyau m'y fit pratiquer ; 3° que ces tentatives peuvent être renouvelées plusieurs fois, mais qu'il faut savoir les séparer par un certain laps de temps pendant lequel la femme se repose ; 4° que des tractions trop multipliées et énergiques exposent la femme à de graves accidents, et que ces accidents me paraissent pouvoir être souvent évités par la méthode proposée dans le paragraphe suivant.

Céphalotripsie suivie de la version pelvienne. — La céphalotripsie, telle qu'elle est généralement employée, offre de sérieux inconvénients ; elle nécessite quelquefois des applications multipliées du céphalotribe, des efforts qui contondent plus ou moins les parties maternelles et exposent la femme à des accidents consécutifs souvent mortels. Lorsque la tête du fœtus a été écrasée aussi bien que possible, on s'est vu néanmoins quelquefois dans l'impossibilité d'extraire le fœtus avec l'instrument, et l'opération n'a pu être terminée que par la version pelvienne. Les faits de ce genre sont assurément dignes de méditation ; ils ont été récemment commentés par l'un de mes amis, le docteur Bertin, dans sa thèse inaugurale, à l'idée de laquelle je ne suis pas tout à fait étranger.

M. Bertin pense qu'il ne faut faire avec le céphalotribe que des tractions médiocres ; si, après deux ou trois tentatives au plus, la tête ne descend pas dans l'excavation, il propose d'aller chercher les pieds et de terminer l'accouchement par la version pelvienne.

Dans ces circonstances, la version offre, en effet, de véritables avantages, qui ont été résumés de la façon suivante dans la thèse que j'ai déjà citée :

1° Une fois la tête broyée, ce qui est possible par une ou deux applications, si les branches de l'instrument ont été placées convenablement et surtout poussées assez haut, on évitera les dangers qui résultent de l'introduction trop fréquente d'un instrument en fer dans des organes congestionnés, et souvent dans un état voisin de l'inflammation.

2° Moins de ces tractions violentes et prolongées, moins de ces désordres qui peuvent être causés par la contusion des parties molles pressées entre le canal osseux sous-jacent et les débris du crâne, malgré les téguments qui les recouvrent.

3° Plus d'arrachement possible de lambeaux du cuir chevelu, qui laissent à nu les os du crâne, dont les esquilles pointues et tranchantes peuvent quelquefois déchirer la matrice.

4° Le travail moins long laisse à la femme plus de chance d'éviter l'épuisement nerveux ; les hémorrhagies consécutives à l'épuisement de l'utérus sont aussi moins à craindre.

5° On a pour extraire le fœtus un point d'appui solide sur les membres abdominaux ; on peut le diriger plus facilement à travers le bassin rétréci, lui faire décrire une rotation qui dirige ses plus grands diamètres dans le sens des plus grands diamètres maternels.

6° On peut faire des tractions énergiques ; car les parties de la mère ne sont pressées que par le corps du fœtus, facilement réductible, et cette pression ne durera qu'un instant.

7° La tête, n'étant plus serrée par les branches de l'instrument, pourra se mouler facilement sur le canal qu'elle aura à traverser par l'imbrication des fragments osseux les uns sur les autres. — Et si par hasard des esquilles avaient été mises à nu, par la perforation et le broiement, libres et pouvant se déplacer sous la moindre pression, elles n'auraient pas les inconvénients qu'elles peuvent présenter, lorsqu'elles sont poussées ou tirées en avant ; et de plus, le volume plus considérable du tronc et des épaules aurait préparé les voies (1).

Je crois que la version pelvienne, employée après la céphalotripsie, est destinée à rendre de grands services ; je n'hésiterais pas à l'employer toutes les fois que l'introduction de la main serait possible ; et je serais heureux d'attirer sur elle l'attention qu'elle me paraît mériter quand quelques tentatives d'extraction ont échoué. Comme les procédés qui ne sont pas encore admis par tout le monde demandent à être contrôlés par les faits, je rapporterai les observations qui ont fait le sujet du travail de **M. Bertin**, et dont je fais un extrait.

Obs. — *Céphalotripsie.* — *Version pelvienne.*

Eugénie F., lingère primipare, assez bonne constitution, jambes grêles et déformées, ayant marché à l'âge de sept ans, est à terme dans sa grossesse. Elle entre à la Clinique, à une heure du matin, le 16 août.

A huit heures et demie, M. P. Dubois trouva le travail avancé sous l'influence de contractions énergiques. Il trouva une diminution très grande du diamètre sous-pubien, qu'il estima à 65 millimètres. Le col était dilaté comme une pièce de 5 francs. M. Dubois rompit

(1) Bertin, thèse. Paris, 1859.

les membranes et, le liquide écoulé, il reconnut facilement une présentation du sommet avec procidence du cordon. Celui-ci ne laissant percevoir aucun battement, on décida la céphalotripsie.

Après l'administration du chloroforme, on fit la perforation du crâne, une première application du céphalotribe, qui fut très facile, donna issue à une grande quantité de matières cérébrales. L'instrument ayant glissé dans les tractions, on fit une nouvelle tentative, sans plus de succès.

A quatre heures, trois nouvelles applications furent tentées.

A huit heures, M. Depaul obtient à la mensuration digitale 75 millimètres sans réduction, et voyant que la tête avait l'air de s'engager, on résolut d'attendre au lendemain, quoique les contractions utérines eussent à peu près cessé. Le lendemain, toujours peu de contractions ; état général mauvais ; les parties fœtales sont dans le même état.

A neuf heures, deux applications sans résultats et non sans difficultés. Ces tentatives déterminent une hémorrhagie considérable, que M. Dubois regarda comme venant de la mère.

La version pelvienne fut alors décidée. La main introduite dans le vagin commença par faire rentrer les rebords osseux des pariétaux dans la cavité crânienne et à les recouvrir des lambeaux de cuir chevelu.

Un pied atteint et attiré jusqu'à la vulve, après avoir glissé une première fois fut fixé au moyen d'un lacs, c'était le pied postérieur. Des tractions furent faites à l'aide de ce membre, et ensuite avec le céphalotribe appliqué sur le siége, mais sans résultat. La femme tombe en syncope : on cesse aussitôt toute manœuvre. (Eau froide sur le visage, air frais, ventilation.)

La malade revint à elle avec des contractions utérines assez fortes. A midi trente minutes, la femme était dans un état désespéré, le pouls filant, très petit ; la jambe est un peu plus engagée ; on constate que les deux membres se sont séparés par une déchirure de la ligne interfessière. Mais l'autre jambe, ou plutôt l'autre fesse, est descendue dans l'excavation. Des tractions énergiques font descendre très peu le bassin fœtal qui est à la vulve, mais causent la luxation de la cuisse déjà déchirée. On sent cependant très bien le pli de l'aine gauche, qu'un doigt replié en crochet peut saisir. Un crochet mobile est introduit et permet d'extraire l'enfant. On est seulement arrêté par les épaules qu'il faut ramener dans le sens du grand diamètre. La mère expirait quelques minutes après.

Obs. — *Céphalotripsie.* — *Version pelvienne.*

Beu... (Pauline), femme Phig., âgée de trente-trois ans, assez bonne constitution, petite taille, ayant marché jeune.

Cette femme est arrivée à son terme, et elle a eu des élancements dans les reins et parties génitales pendant tout le temps de sa grossesse.

Les premières douleurs parurent le 1ᵉʳ septembre à une heure du matin. La sage-femme rompit les membranes à sept heures du soir.

Le 3, au matin, application de forceps sans résultat. Cette femme vint en voiture à la Clinique. L'état général était bon, mais le ventre très sensible. On constata une présentation du sommet, mobile et très élevée. A l'auscultation, on n'entendait ni bruit de souffle ni bruit de cœur fœtal. Au toucher, on ne sentait pas de viciation apparente. M. Pajot administra le chloroforme et fit l'application de forceps, toujours sans résultat.

Alors, comme l'enfant était mort, M. Pajot appliqua le céphalotribe sans perforation du crâne. Il sortit néanmoins une grande quantité de matière cérébrale. Quelques tractions ne donnent toujours point de résultat.

Désarticulation de l'instrument, sortie des branches, puis deuxième et troisième tentative sans plus de succès. État général mauvais.

Les contractions utérines ont complétement disparu. A midi, application du forceps avec un instrument plus recourbé sur ses bords suivie de trois opérations de céphalotribe assez difficiles. La main gauche de l'enfant finit par pendre à la vulve, et un lacs est appliqué sur elle. Procidence du cordon que l'on coupe.

Pendant l'opération, les mains d'un aide étaient fortement appliquées sur l'utérus, de manière à les fixer et à empêcher l'enfant de fuir devant les branches de l'instrument.

Il était midi cinquante minutes. En présence de cette procidence du bras, qui semblait indiquer un changement de présentation, M. Pajot résolut de faire la version pelvienne.

L'utérus toujours fixé, première tentative de la main gauche qui détermina une rétraction spasmodique violente du col. La main droite fut alors introduite immédiatement après, et amena à la vulve le pied gauche, sur lequel on appliqua des lacs. Des tractions légères sur ce membre antérieur permirent d'extraire l'enfant avec une grande facilité.

Ces deux tentatives et l'extraction ne durèrent que douze minutes. La malade alla d'abord bien, mais mourut le 13 octobre, dans le marasme le plus complet, après d'atroces douleurs dans la région lombaire.

Obs. — *Rétrécissement du bassin nécessitant la céphalotripsie; impossibilité d'extraire le fœtus, à cause du glissement répété de l'instrument; version podalique; extraction podalique et prompte.* (Communiquée par M. Blot.)

Le 26 juin, je fus appelé auprès de la sœur d'un de nos confrères pour l'accoucher. Trente ans, primipare, bonne santé et bonne constitution en apparence ; à sept ans, à la suite d'une chute, maladie de la hanche droite qui s'est accompagnée de suppuration. Le membre pelvien correspondant a 12 centimètres de moins que l'autre ; par le toucher vaginal, on trouve une grande déformation du bassin.

La tête du fœtus était toujours élevée au-dessus du détroit supérieur, et, malgré la rupture des membranes et l'écoulement des eaux, elle resta toujours dans cette position.

J'essayai, mais vainement, l'extraction par le forceps, il fallut renoncer à ce moyen.

Procidence du cordon, qui bientôt ne bat plus.

A dix heures du matin, je pratiquai une première application du céphalotribe, précédée de la perforation du crâne. Une grande partie de matières cérébrales s'écoula au dehors. Quelques légères tractions amenèrent le glissement de l'instrument.

Je laissai le travail marcher spontanément jusqu'à une heure, dans l'espoir de voir la tête écrasée s'engager dans le canal pelvien ; mais mon attente fut trompée. Je tentai une deuxième application du céphalotribe, dans laquelle la tête fut de nouveau bien saisie et écrasée davantage. Des tractions engagèrent un peu la tête, mais l'instrument glissa encore.

Je laissai la malade prendre du repos jusqu'au soir à cinq heures. Je revins avec le docteur Taurin, je fis une troisième application du céphalotribe, mais l'instrument glissa toujours, malgré toutes mes précautions pour saisir plus sûrement la base du crâne portée en avant.

Dans cet état de choses, je me décidai à tenter la version podalique; la tête, complétement broyée, ne pouvait plus être une cause de difficulté. L'introduction de la main se fit sans trop de peine, et en quelques minutes je pus saisir un pied qui fut amené dans le vagin. Un lacs appliqué sur lui me servit à l'y maintenir pendant que j'introduisais la main pour atteindre l'autre pied. Dès que j'eus saisi ce dernier, des tractions modérées suffirent à exécuter l'évolution, et en quelques instants l'opération fut complète.

Afin de débarrasser entièrement la patiente, je pratiquai immédiatement la délivrance.

La malade guérit très rapidement.

OBS. — *Céphalotripsie.* — *Version velpienne.*

Le 29 avril 1859, je fus appelé à Montrouge par mes confrères Pellarin et Pouthier, auprès d'une personne en travail depuis vingt heures, et chez laquelle trois applications du forceps n'avaient pu suffire à terminer l'accouchement.

Taille assez grande, constitution forte en apparence, nulle trace de rachitisme antérieur, rétrécissement du bassin. Le diamètre sacro-pubien n'avait que 8 centimètres. La tête paraissait volumineuse, les battements s'entendaient à peine. Je tentai vainement une nouvelle application du forceps.

Un quart d'heure plus tard, on n'entendait plus les bruits du cœur, dès lors je pratiquai la perforation du crâne et la céphalotripsie.

Dès la première application, la tête fut aplatie. Je tirai alors avec ménagement en imprimant un léger mouvement de rotation, mais je sentis que le céphalotribe perdait prise. Je le désarticulai et le réintroduisis. L'instrument glissa de nouveau.

Alors, ne voulant pas fatiguer la malade, je résolus de pratiquer immédiatement la version. L'introduction de la main présenta quelques difficultés, à cause d'un certain degré de contraction de l'utérus. Mais, avec un peu de patience, je parvins à saisir un des pieds. L'évolution se fit sans peine, et d'assez fortes tractions, nécessitées par le volume considérable du fœtus, me permirent, avec ce seul membre inférieur, de compléter l'extraction.

J'effectuai aussitôt la délivrance, et la malade fut reportée dans son lit.

Cette femme eut des suites de couches normales, et le quinzième jour elle reprenait ses occupations.

TARNIER.

Opération césarienne. — L'opération césarienne consiste, comme chacun le sait, dans une incision faite aux parois abdominales et à l'utérus, de manière à extraire le fœtus par cette plaie. Cette opération n'offre au chirurgien aucune difficulté dans son manuel opératoire, mais elle est d'une gravité telle pour la mère, que le plus souvent elle entraîne la mort ; aussi je crois que dans le cas de rétrécissement du bassin, on ne doit la tenter que lorsqu'il est parfaitement démontré que l'extraction est impossible : au-dessus de 5 centimètres la céphalotripsie peut réussir, et on doit la préférer à l'opération césarienne ; au-dessous de 5 centimètres au contraire, l'extraction du fœtus par les voies génitales est impossible, et l'on doit se résigner à pratiquer l'opération césarienne. Cette opération devrait être encore entreprise dans un rétrécissement du bassin qui ne permettrait pas d'extraire le fœtus sans en avoir amoindri le volume par l'embryotomie, si par hasard les parents se refusaient à laisser sacrifier l'enfant, et si la mère aimait mieux courir la chance de l'hystérotomie.

L'opération césarienne, dit Baudelocque (1), a, comme beaucoup d'autres opérations, un temps d'élection et un temps de nécessité. Quand l'opération césarienne est décidée et qu'aucun accident n'indique le moment où l'on doit la pratiquer, il faut attendre que l'orifice de la matrice soit déjà dilaté, de manière que, plus tard, il offre un passage plus facile aux caillots et aux lochies. Levret a cependant recommandé, avec raison, de ne pas attendre la rupture de la poche des eaux, en fondant son opinion sur ce motif que, la matrice étant distendue par le liquide amniotique, l'incision qu'on devra y pratiquer intéressera un bien moins grand nombre de fibres que si l'utérus était déjà revenu sur lui-même. A ce premier avantage, il faut ajouter le raccourcissement notable de la plaie, aussitôt que l'enfant est retiré, raccourcissement

(1) Baudelocque, t. II, p. 487.

qui sera d'autant plus grand que l'utérus aura été plus distendu au moment de l'incision.

Tous les anciens chirurgiens, et Baudelocque était aussi de
cet avis, avaient pensé que, avant de soumettre la femme à
une semblable opération, on devait la préparer par des re-
mèdes généraux et par des moyens hygiéniques, exactement
comme on le faisait pour les grandes opérations. Aujourd'hui
on s'est, peut-être à tort, souvent départi de cette règle, pour
toutes les opérations, comme pour l'opération césarienne. Je
dois ici appeler l'attention sur un fait capital : les succès sont
rares partout, mais depuis un bien grand nombre d'années on
n'a pu en compter un seul à Paris, où les opérations n'ont pas
manqué, mais où les conditions hygiéniques sont telles, que
les revers ont été constants. La certitude de voir, à Paris,
succomber la femme qu'on opère, est heureuse à un certain
point de vue, disait un jour **M. P. Dubois**; elle empêche
qu'on n'entreprenne cette opération à moins d'y être contraint
par une absolue nécessité. Le chirurgien de Paris qui aurait
à pratiquer cette opération, devrait donc exiger, quand cela
est possible, le transport préalable de sa cliente en dehors de
la capitale, dans un village si cela se pouvait ; ce serait là la
meilleure manière de préparer une femme à l'opération césarienne.

§ III. — Indications relatives à la nature, au siége et au degré des
rétrécissements.

A. *Nature du rétrécissement.* — Quand le bassin est rétréci,
quelle que soit la nature du rétrécissement, qu'il soit produit
par une étroitesse absolue, par le rachitisme, par l'ostéomalacie, par l'enfoncement des cavités cotyloïdes et le passage de
la tête fémorale dans le bassin, par une luxation congénitale,
par l'inégalité de longueur des deux membres, qu'il soit obli-
que-ovalaire, ou qu'il soit produit par un cal vicieux, peu
importe la cause du rétrécissement, si j'en excepte l'ostéoma-

lacie, quand par hasard elle n'est point encore guérie et qu'elle permet l'écartement des points rétrécis. La forme du rétrécissement est plus importante, mais nous avons déjà examiné cette question à propos de la version pelvienne.

B. *Siége.* — Le pronostic dépend surtout du siége et du degré du rétrécissement.

Au détroit supérieur, le rétrécissement le plus grave et le plus fréquent est celui qui porte sur le diamètre sacro-pubien, qui naturellement est déjà le plus petit; le raccourcissement des diamètres obliques est moins grave, et celui des diamètres transverses moins grave encore. De tous les cas, le plus_fâcheux est celui où le rétrécissement est complexe, et porte à la fois sur plusieurs directions.

A l'excavation, le siége du rétrécissement, suivant qu'il affecte telle ou telle direction, fait naître les mêmes considérations que s'il existait au détroit supérieur. Il est rare d'ailleurs qu'il soit poussé à un degré considérable. M. Malgaigne (1) en a cependant rapporté un exemple, aussi curieux par la cause productrice que par les complications qui accompagnèrent l'accouchement. Voici ce fait : « C'était une femme de trente-quatre ans, qui avait reçu un coup de pied de cheval au côté droit du bassin, et avait eu ainsi deux fractures verticales, l'antérieure à l'endroit accoutumé, la postérieure siégeant sur l'ilium, un peu en avant de la symphyse sacro-iliaque. Elle entra à l'hôpital Saint-Louis, et en sortit au bout de quatre mois, avec une consolidation vicieuse. Le fragment était d'abord un peu remonté; de plus il avait subi un mouvement de bascule horizontal, en vertu duquel il s'enfonçait en avant dans le bassin, tandis qu'en arrière il était porté en dehors et chevauchait de plus d'un pouce sur le fragment postérieur et jusque sur le bord supérieur du sacrum. Un autre mouvement de bascule vertical avait écarté en dehors la crête iliaque, et ramené au contraire la tubérosité sciatique en dedans,

_____

(1) **Malgaigne**, *Traité des fractures*, p. 653.

de telle sorte que le diamètre transverse du détroit supérieur avait 5 pouces et demi d'étendue et au détroit inférieur seulement 2 pouces 8 lignes. Je laisse de côté les autres détails, ceux-ci suffisent bien pour faire comprendre la suite de l'histoire.

» La femme revint deux ans après à Saint-Louis, enceinte et prête d'accoucher. Elle avait eu auparavant cinq accouchements heureux, mais celui-ci fut terrible ; elle ne fut délivrée que le quatrième jour, à l'aide du forceps et moyennant des tractions si violentes que, sans compter des désordres plus graves, elle eut une fracture de l'ischion du côté droit. Elle succomba deux jours après. »

Au détroit inférieur le rétrécissement permet toujours l'engagement de la présentation ; l'abaissement de la partie fœtale et le voisinage de la vulve y rendent les opérations beaucoup plus sûres et moins laborieuses qu'au détroit supérieur, où l'opérateur est gêné par la longueur et par la courbure du canal qu'il doit faire parcourir à son instrument.

C. *Degré*. — Quant au degré du rétrécissement et aux indications qui en découlent pour l'extraction du fœtus, je suivrai la marche adoptée par M. P. Dubois ; mais je n'examinerai pas ce qu'il faut faire pour chaque présentation en particulier. Je n'ai pas à revenir sur ce que j'en ai dit à propos de chaque procédé opératoire applicable au rétrécissement du bassin ; qu'il me suffise de rappeler que les deux présentations les plus favorables sont celle du sommet et celle du siége ; que les présentations de la face doivent être autant que possible réduites en présentations du sommet, ou converties en présentations du siége par la version ; que les présentations de l'épaule exigent impérieusement la version podalique. Quant aux difficultés qu'elle peut présenter, elles seront mieux placées à propos des présentations de l'épaule qu'elles ne le seraient ici.

1° *De l'extraction du fœtus quand le bassin offre au moins 9 centimètres et demi dans son plus petit diamètre.* — L'expec-

tation démontre souvent, dans ce cas, la terminaison de l'accouchement par l'expulsion spontanée du fœtus ; mais lorsque
les contractions utérines se sont vainement exercées après la
rupture des membranes, il faut terminer l'accouchement par
le forceps, ou par la version, suivant quelques accoucheurs.

Le moment auquel on doit intervenir varie suivant que la
tête est arrêtée au détroit supérieur ou au détroit inférieur.
Au détroit supérieur, on peut attendre six ou huit heures
sans inconvénient ; après ce temps, il convient d'appliquer
le forceps. Au détroit inférieur, il faudrait agir plus promptement, pour éviter à la mère la compression douloureuse et
dangereuse des parties molles.

2° *De l'extraction du fœtus quand le bassin offre 8 centimètres au moins et 9 centimètres et demi au plus.* — Après avoir
attendu suffisamment pour constater l'impuissance des contractions utérines, il faudra chercher à extraire le fœtus sans
compromettre sa vie. Si ces premières tentatives étaient
infructueuses, il faudrait les renouveler tant que la santé de
la mère n'est pas menacée ou la vie de l'enfant compromise ;
dans le cas contraire, il faut se décider à pratiquer l'embryotomie.

3° *De l'extraction du fœtus quand le bassin offre 6 centimètres et demi au moins et 8 centimètres au plus.* — Ici l'extraction du fœtus n'est pas probable, du moins sans des efforts
qui compromettraient sa vie. Aussi, après avoir constaté
l'inutilité d'une extraction simple, il faudra savoir se décider
assez promptement à pratiquer l'embryotomie, pour ne pas
compromettre la santé de la mère par une expectation inutile.

4° *De l'extraction du fœtus quand le bassin offre 5 centimètres au moins et 6 centimètres et demi au plus.* — Quand le
pelvis présente le degré de rétrécissement que je viens d'indiquer, l'extraction du fœtus sans mutilation préalable est impossible, quand il est arrivé au terme de la viabilité. Aussi,
dans ce cas, il faut se résigner à pratiquer l'embryotomie, et
peut-être présentera-t-elle de sérieuses difficultés.

5° *De l'extraction du fœtus quand le bassin offre moins de 5 centimètres.* — Les voies génitales ne sont plus, à ce degré, assez larges pour laisser passer un céphalotribe ; il ne reste donc qu'une seule ressource : c'est l'opération césarienne.

§ IV. — Résumé.

A. *Indications relatives à la présentation.* — Les deux présentations favorables sont, dans les rétrécissements du bassin, la présentation du sommet et celle du siége. Nous devons donc en tirer les conclusions suivantes :

1° Les présentations de la face seront converties en présentations du sommet ou terminées par la version.

2° Les présentations de l'épaule nécessitent comme toujours la version podalique.

B. *Indications relatives au degré du rétrécissement.* — Nous négligerons ici les divisions secondaires, et nous établirons seulement trois catégories :

1° De 11 centimètres à 6 et demi, l'accouchement spontané est possible ; s'il ne se fait pas, on tentera :

a. L'application du forceps ou la version, et l'on insistera d'autant plus sur ces tentatives que le bassin sera moins rétréci.

b. L'extraction du fœtus étant démontrée impossible sans opération préalable sur l'enfant, on se décidera d'autant plus vite à pratiquer l'embryotomie que le bassin sera plus rétréci.

2° De 6 centimètres et demi à 5, l'accouchement sans embryotomie est impossible. Deux moyens peuvent être employés :

a. L'embryotomie, autant que possible.

b. L'opération césarienne, si la mère repousse l'embryotomie.

3° Au-dessous de 5 centimètres, l'accoucheur ne peut avoir recours qu'à un moyen extrême :

a. L'opération césarienne.

ARTICLE II.

TUMEURS DES OS DU BASSIN.

Les tumeurs des os du bassin peuvent être des exostoses vraies, des ostéosarcomes et quelques tumeurs d'une nature mal déterminée, que M. Lenoir a appelées des *ostéostéatomes*.

Exostoses. — Les observations d'exostoses, dont l'existence ne peut être mise en doute, sont rares dans la science. Nægele(1) a fait représenter dans son atlas la figure d'une exostose si volumineuse qu'elle nécessita l'opération césarienne. Puchelt (2) l'a fait reproduire dans son mémoire ; on la retrouve aujourd'hui figurée partout. Dans les deux observations traduites par M. A. Danyau, la tumeur était si volumineuse qu'on fut obligé de pratiquer l'opération césarienne. Thierry (3) a rapporté de son côté une observation d'exostose qui nécessita l'embryotomie.

Toutes ces tumeurs naissaient de la partie postérieure du bassin, et obstruaient le passage en se portant en avant. Des tumeurs moins volumineuses peuvent cependant s'observer soit sur la partie antérieure du bassin, soit sur la partie postérieure. Madame Boivin a signalé des faits semblables, et j'en rapporterai un autre qui est susceptible de quelques commentaires regrettables, car la mère succomba sans être accouchée, alors qu'on aurait pu recourir, ou à l'opération césarienne, ou à l'embryotomie. L'enfant, dont les battements du cœur s'entendaient après la mort de la mère, ne fut même pas extrait par l'hystérotomie pratiquée *post mortem*.

Obs. — *Rétrécissement du bassin par une exostose derrière le pubis ;* par le docteur Hoffmann (de Vurtzbourg).

F. O., âgée de 29 ans, petite, mais forte et bien conformée, toujours bien réglée, d'une excellente santé habituelle, accouchée pour

(1) Traduction de Danyau, 1840.
(2) *Commentatio de tumoribus in pelvi partum impedientibus.*
(3) Chally, p. 561.

la première fois à 22 ans, après dix heures de travail, d'un enfant qui n'avait vécu que 24 heures, devint enceinte pour la seconde fois en janvier 1852. Sa grossesse n'offrit rien de particulier. Les premières douleurs se manifestèrent le 21 octobre, et la nuit suivante l'orifice commença à se dilater. Le 22, on constata une obliquité antérieure très prononcée ; l'orifice souple était élevé et un peu dirigé en arrière ; les membranes peu tendues laissaient reconnaître au-dessus du pubis une partie volumineuse, mobile, qui ne pouvait être que la tête. Aucun vice du bassin ne fut découvert. Il est vrai que la bonne conformation extérieure de la femme et la circonstance d'un premier accouchement qui n'avait point exigé l'intervention de l'art, semblaient rendre superflue une exploration très minutieuse. Dans la journée, les douleurs revinrent plus fortes et plus fréquentes, mais en même temps un peu spasmodiques. Aussi la dilatation ne fit-elle pas de grands progrès et la tête resta-t-elle encore haute. Lorsque le 23 à cinq heures du matin on rompit les membranes, elle vint s'appliquer sur l'orifice, mais sans pour cela descendre dans l'excavation. Deux accoucheurs qui assistaient la femme n'étaient point d'accord sur la position. Tous deux croyaient reconnaître le sommet, mais l'un deux seulement se prononçait pour une première position.

Les douleurs ayant diminué d'intensité vers le milieu du jour, on crut devoir prescrire du seigle ergoté. Les contractions devinrent plus fortes et surtout plus fréquentes, sans pour cela changer l'état des choses. La tumeur déjà formée sur la partie fœtale augmentait, mais la tête ne descendait pas. La patiente éprouva de l'agitation qui devint bientôt excessive. L'état général ne tarda pas à se ressentir de ce long et infructueux travail. Un traitement convenable était indiqué, on ne le mit pourtant pas en usage. Le seigle ergoté uni au nitre fut administré ; les contractions augmentèrent d'intensité, mais cessèrent tout à coup presque complétement vers minuit. Il s'était fait une rupture de l'utérus que les membranes du fœtus avaient traversé.

La partie fœtale n'avait point disparu ; elle était même plus déclive, et cette circonstance permit alors de constater positivement une présentation de la face en position mento-iliaque droite postérieure. La patiente succomba à cinq heures.

Les pulsations fœtales persistaient après la mort de la mère. Mais, par suite d'une inconcevable et impardonnable négligence, l'opération césarienne ne fut faite que deux heures plus tard, et l'enfant avait cessé de vivre. Sa tête offrait les diamètres suivants : occipito-mentonnier, 5 pouces 6 lignes ; bipariétal, 3 pouces 9 lignes. Le front et la moitié de la face étaient fortement tuméfiés ; il y avait, au niveau de la fontanelle antéro-inférieure une dépression d'un demi-pouce environ, pouvant loger la première phalange du pouce.

Beaucoup de sang s'était écoulé de la cavité abdominale au moment de l'opération. On en trouva une grande quantité encore à l'autopsie. L'utérus, outre l'incision par laquelle le fœtus avait été extrait, présentait une rupture considérable en arrière et à droite. Les parois utérines, très épaisses dans leur moitié supérieure, étaient, au contraire, très minces dans l'inférieure. C'est dans cette partie amincie qu'existait la rupture qui s'étendait, dans une longueur de 6 pouces, jusqu'à l'orifice utérin, sans pourtant l'intéresser. Le bassin était un peu rétréci dans son ensemble; le diamètre sacro-pubien n'avait guère plus de 3 pouces, ce qui ne tenait pas seulement à l'étroitesse générale du canal, mais encore à la présence, derrière la symphyse du pubis, d'une exostose du volume d'une petite noisette. (*Journal de chirurgie*, par M. Malgaigne, 1845, t. III, p. 280.)

L'accouchement fut ici rendu impossible, non-seulement par la présence de la tumeur, mais encore par une présentation de la face en position mento-iliaque postérieure non réduite. Deux complications fâcheuses furent donc réunies, aussi amenèrent-elles une terminaison fatale.

Ostéosarcome. — Le cancer des os des iles et du sacrum, quand il existe chez une femme enceinte, peut devenir une cause insurmontable de dystocie; heureusement que les cas en sont rares, non pas parce que le cancer des os des iles est peu fréquent, mais bien parce qu'il est probable qu'une femme atteinte d'ostéosarcome du bassin se trouve dans des conditions défavorables pour la conception et la gestation.

Les tumeurs cancéreuses du bassin peuvent offrir un volume variable, qui rende le pronostic plus ou moins grave. Constituées tout à la fois, par du tissu osseux et des productions charnues, contenant souvent des collections liquides, elles résisteront plus ou moins à la compression, suivant les différents modes de combinaison des éléments qui les composent, et par la même raison, elles s'affaisseront plus ou moins incomplétement, après une ponction faite dans l'intention de donner issue au liquide qu'elles peuvent contenir.

Toutes les modifications dont sont susceptibles les ostéosarcomes du bassin influeront sur la gravité du pronostic ; ici l'accouchement sera possible, facile même, tandis que là, au contraire, il sera difficile ou impossible et réclamera les ressources les plus dangereuses de l'obstétrique. C'est un fait de ce genre que nous reproduisons ici, il pourrait servir d'exemple et de modèle à l'accoucheur assez malheureux pour rencontrer devant lui une grossesse compliquée par des altérations aussi menaçantes.

Obs. — *Opération césarienne pratiquée avec succès pour la mère et pour l'enfant, dans un cas d'ostéosarcome du bassin ;* par M. le docteur Valentin Mayer.

Une femme de 29 ans, d'une taille moyenne, d'une constitution délicate, éprouvait depuis trois ans des douleurs très vives dans la région sacrée, douleurs qui revenaient principalement à l'époque des règles. Survint une grossesse qui se passa normalement. L'accouchement fut spontané, mais long et douloureux. Six semaines après elle fut réglée de nouveau ; à partir de ce moment les douleurs reparurent, et continuèrent ensuite à se faire sentir journellement, surtout pendant la nuit. Lorsqu'elle entra à la clinique de la Faculté de Strasbourg, trois mois après sa délivrance, M. Stoltz constata l'existence d'une tumeur interne, fixée par sa base sur l'extrémité coccygienne du sacrum, et du volume d'un gros œuf d'oie. La malade qui avait quitté l'hôpital, y retourna au mois de février 1844, après une absence de quatre mois. La tumeur avait considérablement augmenté de volume, déplacé le vagin et le rectum en avant ; elle était fluctuante à son centre. Une ponction exploratrice pratiquée à travers le rectum, au moyen d'un trocart courbe étroit, ne donna issue à aucun liquide ; la canule de l'instrument renfermait quelques grains blanchâtres, de l'apparence de riz ou de sagou cuit. Cette ponction

eut pour résultat d'accélérer l'augmentation de volume de la tumeur
et son ramollissement. Neuf jours après, gonflement inflammatoire de
la fesse droite, qui ne tarda pas à devenir fluctuant, et qui fournit à
la ponction un liquide épais, noirâtre (300 grammes), entremêlé de
matière purulente d'une fétidité cadavérique, et paraissant formé de
sang noir décomposé. Une nouvelle ponction faite sur la tumeur ne
donna issue qu'à un peu de sang et à de la matière gélatineuse trans-
parente d'une odeur spermatique. Les jours suivants, il s'écoula par
la plaie de la fesse, une grande quantité de liquide très fétide, qui
devint de plus en plus puriforme.

La tumeur interne s'était affaissée de plus de moitié; et en pressant sur elle on faisait couler le pus en nappe par l'ouverture extérieure; le sacrum était dénudé dans une grande étendue, et était
ramolli à sa partie inférieure. Malgré des accidents qui paraissaient
si graves, on vit peu à peu cette femme reprendre des forces, l'écoulement se modifier, la plaie extérieure se fermer presque complètement, et la tumeur interne s'affaisser, en restant solide et indolente.

Elle quitta l'hôpital vers la fin de juin, et M. Stoltz l'avait perdue
de vue, lorsqu'elle revint à la clinique le 15 janvier 1846, enceinte,
et se disant arrivée au huitième mois de sa grossesse. La tumeur du
sacrum, qui s'était affaissée en 1844, avait pris un accroissement à
l'intérieur et à l'extérieur, qu'elle était bien loin d'avoir atteint, lors
du premier séjour à l'hôpital. Toute la région sacrée et fessière formait une saillie en segment de sphère, légèrement déprimée au milieu et verticalement par la ligne de séparation des fesses, et qui
avait 78 centimètres de circonférence à sa base, et une saillie antéro-postérieure de 10 centimètres; à ce niveau la peau était lui-
sante, parsemée de veines dilatées. La tumeur était molle ou plutôt
élastique et fluctuante en plusieurs endroits; région périnéale saillante et convexe; anus avançant en forme de cône; toute la région
comprise entre le coccyx refoulée en arrière et en bas; paroi postérieure
du vagin formant une saillie rouge comme dans le rectocèle; excavation pelvienne occupée par une tumeur lisse, élastique, qui refoulait le vagin en avant et contre le pubis, le rectum à gauche contre
le trou ovalaire. Le doigt introduit dans le vagin, le long de la symphyse pubienne, trouvait au niveau de la crête du pubis le col de l'utérus
formant un mamelon saillant et mou, ainsi que cela existe dans le dernier mois de la grossesse. La tumeur intra-pelvienne était en communication directe avec la tumeur externe, et l'espace manquait

absolument pour le passage d'une partie quelconque du corps du fœtus. Après s'être convaincu, par une ponction exploratrice, qu'il était impossible d'obtenir ainsi la réduction de la tumeur, M. Stoltz attendit l'établissement du travail. Après avoir de nouveau constaté l'impossibilité absolue de l'accouchement par les voies naturelles, il procéda à l'opération césarienne : il fit avec un scalpel à tranchant convexe une incision au côté droit de la ligne blanche, dirigée un peu obliquement de bas en haut et de l'extérieur à l'intérieur, commençant à quatre travers de doigt du pubis, et se terminant à environ trois travers de doigt de l'ombilic ; cette incision avait au plus 12 centimètres de long. L'opération ne présenta rien de particulier. L'enfant était vivant ; la matrice se contracta bien, la perte fut modérée ; la femme n'eut point de faiblesse, point de hernie, point de hoquet, aucun phénomène spasmodique.

M. Stoltz fit quelques points de suture, et appliqua dans leurs intervalles des bandelettes ordinaires. Il y eut d'abord quelques coliques utérines ; puis, sous l'influence de la teinture d'opium, la malade s'endormit ; les douleurs se calmèrent, la fièvre de lait survint à l'époque normale, l'enfant prit le sein, les points de suture tombèrent régulièrement. Tout alla bien jusqu'au vingt-neuvième jour, où la malade pouvait être considérée comme guérie de son opération, lorsque des douleurs plus vives parurent dans la région sacrée et intra-pelvienne ; la tumeur se ramollit et prit un volume tellement considérable qu'il était difficile d'introduire le doigt dans le vagin. Malgré un traitement énergique, la mort eut lieu le 8 août. A l'autopsie, on trouva l'épiploon adhérent à la paroi abdominale, à l'endroit correspondant à la cicatrice extérieure de la peau ; le paquet intestinal libre de toute adhérence ; plus de traces de la tumeur du bassin ; le sac qui remplissait presque toute la cavité pelvienne s'était vidé et affaissé de l'intérieur à l'extérieur. La tumeur extérieure était formée d'un tissu fibreux, épais, résistant ; elle contenait une espèce de bouillie rougeâtre lie de vin, et des esquilles osseuses. L'aile gauche du sacrum presque tout entière était détruite ; l'articulation sacro-iliaque était ouverte largement : à l'exception de l'aile droite, tout cet os avait disparu, et ses débris formaient des paillettes osseuses, mêlées à la substance cérébriforme, ou attachées aux cloisons fibreuses qui parcouraient la cavité de la tumeur. Les plexus sacrés étaient libres au milieu de cette sanie ; les muscles détruits, les ganglions voisins hypertrophiés et ramollis. (*Archives*, 4e série, t. XVII, p. 107.)

Ostéostéatomes. — Ce nom a été appliqué par M. Lenoir, à des tumeurs mal définies, composées tout à la fois par de la substance fibro-graisseuse et par de la substance calcaire. Ces tumeurs sont quelquefois libres dans le tissu cellulaire du bassin, mais le plus souvent elles contractent des adhérences avec les os, et il est alors très difficile d'établir entre elles et les exostoses un diagnostic certain. Heureusement que la conduite du chirurgien doit être exactement la même dans les deux cas.

Indications relatives aux tumeurs du pelvis. — Les tumeurs osseuses du pelvis réclament le même mode d'intervention que le rétrécissement ; le siége de ces tumeurs et le degré du rétrécissement qui les accompagne doivent donc dicter au chirurgien les règles de conduite qu'il doit suivre ; nous n'avons pas à les formuler ici puisque nous les avons longuement étudiées à propos des rétrécissements.

L'ostéosarcome seul mérite quelques considérations particulières ; nous avons vu en effet que ces sortes de tumeurs contiennent quelquefois des amas liquides ; la ponction pourra donc rendre quelques services dans certains cas, en amoindrissant le volume de la tumeur. Le cancer, alors même qu'il existe dans les os, présente çà et là quelques points peu résistants qui permettront l'aplatissement de la tumeur au moment du passage de la tête du fœtus. Quand l'ostéosarcome a au contraire acquis un volume considérable, comme dans le cas cité plus haut et observé par M. Stoltz, l'accoucheur, placé entre l'alternative de pratiquer la crâniotomie ou l'opération césarienne, ne doit-il pas faire peser dans la balance la malignité de la tumeur qui expose la mère à une mort prochaine, tandis que le fœtus peut être sauvé et appelé à vivre pendant de longues années. Lorsque le diagnostic est établi d'une manière certaine, je crois qu'en bonne morale, on devrait, en se fondant sur les raisons qui précèdent, préférer l'opération césarienne à l'embryotomie.

CHAPÎTRE IV.

DÉPLACEMENTS DE L'UTÉRUS.

Si quelques déplacements de l'utérus ont sur la grossesse une influence assez fâcheuse pour déterminer l'avortement, quand on n'a pas pu y remédier, il n'en est pas moins vrai que ces déplacements permettent le plus souvent le développement complet de la grossesse. Dans ce cas, presque toujours, de simples manœuvres, en réduisant, en amoindrissant la direction vicieuse de l'organe, suffisent pour amener un travail régulier et un accouchement spontané ; mais il n'en est pas toujours ainsi, soit que le déplacement ait amené des modifications anatomiques qui s'opposent au passage du fœtus, soit que la direction vicieuse ne puisse permettre au fœtus de descendre dans l'excavation, soit enfin que des efforts prolongés aient épuisé la femme avant qu'on ait songé à réduire le déplacement.

Le prolapsus utérin n'est pas rare pendant la grossesse ; on en trouve des exemples dans tous les auteurs, et quand il est poussé à un degré assez avancé, on voit le museau de tanche s'irriter par son frottement contre les vêtements et subir les modifications qu'entraîne une inflammation sourde et prolongée. Le col devient dur et calleux, et il peut résister à la dilatation quand est venu le moment de l'accouchement. Des incisions sur le pourtour de l'orifice seraient alors indiquées et suffiraient probablement pour faciliter l'expulsion du fœtus ; mais si les contractions utérines sont insuffisantes, soit parce que l'utérus est en partie en dehors de l'abdomen, soit parce que la femme est épuisée par la durée du travail ; il peut se faire qu'on soit obligé d'intervenir et de terminer l'accouchement. L'extraction du fœtus ne présenterait ici aucune difficulté, et l'accoucheur agirait sur un utérus qu'il aurait en partie sous les yeux.

Obs.—*Accouchement de jumeaux chez une femme affectée de prolapsus complet de la matrice et du vagin ;* par le docteur Bathmann.

Le 17 février 1842, M. Bathmann fut appelé chez une femme de 22 ans en travail d'enfant. Cette femme était affectée, depuis l'âge de 16 ans, d'un prolapsus incomplet du vagin et de l'utérus, qui était survenu à la suite d'efforts fréquemment répétés. Du reste, la santé était restée bonne ; les règles revenaient régulièrement et n'étaient précédées que d'une abondante leucorrhée. Deux ans auparavant, cette femme était devenue enceinte ; elle avorta au quatrième mois de sa grossesse, après de violentes fatigues et à la suite d'un saut qu'elle fit d'une voiture jusqu'à terre. A la suite de cet avortement, le prolapsus devint complet. Redevenue enceinte, l'utérus prolabé avait acquis en dehors des parties génitales le volume d'une tête d'enfant, avant que l'on réclamât les secours de l'art. Vers la fin de la grossesse survinrent de vives incommodités : la malade ne pouvait ni marcher ni rester assise. Le travail commença le 17 à cinq heures, et huit heures après les eaux étaient écoulées et le travail avait cessé. M. Bathmann fut appelé douze heures après le début du travail ; il trouva la femme très affaiblie et sans aucune douleur ; le prolapsus avait le volume des deux poings ; l'orifice de l'utérus offrait une dilatation de trois pouces à trois pouces et demi, et la tête de l'enfant était-engagée au détroit inférieur. Comme les douleurs avaient cédé depuis longtemps on procéda à l'application du forceps. La tête fut facilement extraite du bassin ; mais il n'en advint plus ainsi quand elle fut parvenue dans la partie prolabée : on fut obligé de l'y maintenir assez longtemps, et pendant que l'accoucheur faisait des tractions sur la tête, un aide fixait et maintenait soigneusement la tumeur, parce que chaque traction faisait descendre de plus en plus la matrice. Après un quart d'heure d'efforts, la tête sortit et fut bientôt suivie du corps de l'enfant, ce ne fut néanmoins pas sans de profondes déchirures du col. On voulut profiter de la circonstance pour réduire l'utérus, mais dans les tentatives que fit M. Bathmann, il trouva un deuxième fœtus qui se présentait également par la tête. Comme il n'y avait pas de douleurs, on procéda aussi à l'extraction par le forceps, et celle-ci fût facile. Les deux enfants, quoique bien conformés, étaient morts. On procéda à la réduction de la tumeur utérine avant la délivrance, et l'on y parvint facilement. Placenta unique avec deux cordons. (*Archives*, 4ᵉ série, t. II, p. 231.)

De toutes les obliquités que peut présenter l'utérus pendant la grossesse, il n'y a guère que l'obliquité antérieure qui puisse gêner la parturition de manière à exiger l'extraction du fœtus. On a vu cette obliquité portée à un degré si considérable que le col était complétement refoulé en arrière, et qu'il était impossible de réduire l'organe, soit par des pressions extérieures, soit par des tractions faites directement sur l'orifice utérin. La tête du fœtus, dans les cas de ce genre, descend dans l'excavation, en refoulant au-devant d'elle le segment inférieur de l'utérus, dont elle se coiffe, et qu'elle entraîne jusqu'auprès de la vulve. C'est dans ces cas extrêmes qu'on peut être contraint de pratiquer l'hystérotomie vaginale et d'extraire le fœtus. Les mêmes indications se présenteraient, si, par un fait exceptionnel, l'accouchement était rendu impossible par une obliquité postérieure fortement prononcée ou par une rétroversion.

L'utérus peut encore présenter un déplacement plus singulier, qui paraît confirmé par quelques observations; je veux parler des hernies. Le pronostic porté dans ces circonstances parut quelquefois assez grave pour qu'on pût avoir recours à l'opération césarienne. Cette conduite me paraît loin de pouvoir être conseillée. Il faut ne pas désespérer aussi vite des ressources de la nature, car dans les cas rapportés par M. Velpeau, la délivrance fut heureuse quand il n'y eut pas d'intervention, et les femmes succombèrent quand on pratiqua l'opération.

CHAPITRE V.

VICES DE CONFORMATION DE L'UTÉRUS, DE LA VULVE ET DU VAGIN.

Ces vices de conformation peuvent être congénitaux ou acquis ; leur histoire est d'ailleurs plus curieuse que pratique.

L'imperforation du col de la matrice a été mise en doute

pendant longtemps ; plusieurs exemples, et entre autres celui publié par **M. Caffe**, démontrent la réalité de cette lésion ; mais il est bien certain qu'au point de vue de l'accouchement, cette lésion ne peut exister qu'autant qu'elle a été produite par une inflammation du col survenue après la fécondation. Elle réclame d'ailleurs un traitement simple, des incisions qui puissent permettre l'expulsion du fœtus, et l'introduction des branches du forceps si cela devient nécessaire.

Le vagin et l'utérus peuvent être séparés, sur la ligne médiane, par une cloison complète ou incomplète, de telle sorte que chez certaines femmes, il existe un véritable utérus bicorne ; cette disposition anormale, outre qu'elle expose à des ruptures utérines, nuit singulièrement à l'expulsion naturelle du fœtus par la mauvaise conformation de l'organe ; et dans la deuxième partie de ce travail, nous rapporterons un exemple de grossesse gémellaire dans un utérus bicorne, qui nécessita l'extraction des fœtus.

Les cloisons qui obstruent le vagin occupent divers points et affectent des formes différentes ; il est rare qu'elles exigent le secours de l'art, et quand elles s'opposent à l'expulsion du fœtus, il suffit de les inciser pour que l'accouchement se termine seul ou par une simple application du forceps, comme dans l'observation de **M. Lemonier** (1). Le vagin peut présenter une étroitesse congénitale qui paraisse incompatible avec le passage d'un fœtus à terme, et cependant, quand survient l'accouchement, on est tout étonné de voir avec quelle facilité le rétrécissement est dilaté au point de permettre un accouchement facile.

Dans certains cas exceptionnels, la résistance de la coarctation est si grande que l'accouchement devient laborieux. L'exemple suivant est l'un des plus curieux que l'on puisse rencontrer.

____

(1) Lemonier, *Bulletin de la Faculté*, t. V, p 215,

Obs. — *Coarctation remarquable du vagin, devenue cause de dystocie.*

La femme qui fait le sujet de cette observation est âgée de 38 ans, de bonne constitution, elle n'a jamais été malade, la menstruation a toujours été régulière ; depuis qu'elle est mariée, elle n'est devenue enceinte qu'après s'être livrée à un coït très douloureux. Cinq ans avant cette conception, M. Stoll avait été consulté par le mari, au sujet d'une difformité dont sa femme était atteinte, et qui consistait d'après le dire de celui-ci, dans un rapprochement tel de l'anus et de l'orifice du vagin, que, pendant le coït, il s'égarait souvent, et qu'en outre le vagin était si étroit qu'il ne pouvait admettre qu'une portion de son pénis, d'ailleurs extrêmement petit ; et encore ce n'est que le désir d'avoir des enfants qui avait pu déterminer les deux époux à un rapprochement douloureux pour l'un et pour l'autre.

Le 8 novembre 1836 la femme fut en travail d'enfantement ; l'accoucheur trouva les dispositions suivantes : à peine pouvait-on engager l'index jusqu'à la profondeur d'un pouce dans le vagin, l'anus tiré en avant s'ouvrait à la fosse naviculaire ; par conséquent il n'y avait point de périnée ; on eût dit que le sphincter de l'anus faisait corps commun avec le constricteur du vagin. Un doigt engagé dans le vagin, un autre dans l'anus, n'annonçaient qu'une mince cloison entre les deux organes ; il ne fut pas possible d'arriver jusqu'au fœtus. Les contractions utérines avaient commencé dans la matinée ; dans leurs intervalles la femme se trouvait bien. Vers les onze heures du soir on put toucher la tête de l'enfant avec le doigt engagé dans le vagin ; ce qui causait de fortes douleurs ; à mesure que la tête pressait sur la région sous-pelvienne, l'orifice du vagin, l'anus et les parties circonvoisines étaient fortement poussées en avant en occasionnant de violentes douleurs sans dilater le vagin ; ce qui fit craindre la rupture des parties molles ; mais bientôt les contractions diminuèrent tellement, et finirent même par disparaître, au point de faire soupçonner une rupture de l'utérus, crainte qui fut éloignée par l'état général de la malade.

Dans cet état de choses, l'opérateur se décida à inciser le vagin avec un bistouri boutonné, en donnant à son incision la même direction que pour la taille bilatérale ; par là il gagna de l'espace et l'anus se retira en arrière. Puis, après avoir introduit un doigt de la main gauche dans l'anus, afin de déprimer encore davantage le rectum et de lui faire éviter le tranchant du bistouri qui agissait dans le vagin, l'opérateur pratiqua quelques nouvelles incisions à la partie supérieure du vagin, parallèles aux incisions inférieures ; arrivé enfin à une dernière coarctation qui coiffait la tête de l'enfant, M. Stoll attaqua ce dernier obstacle de la même manière que l'on incise l'orifice de l'utérus, pour cause de rigidité. Bientôt la tête s'engagea dans le canal ainsi agrandi ; elle fut amenée ensuite au dehors à l'aide du petit forceps de Nægelé ; l'enfant, du sexe féminin, était plein de vie, et le placenta suivit sans difficulté.

Comme l'hémorrhagie qui succéda à ces différentes opérations paraissait assez inquiétante, M. Stoll crut devoir recourir au tamponnement fait avec une compresse remplie de charpie ; à l'intérieur on donna des toniques unis aux astringents. La puerpéralité se passa sans accidents ; la femme étant rétablie, on trouva au toucher que le vagin était assez agrandi pour permettre l'introduction de deux doigts, jusqu'à l'orifice de l'utérus, et l'anus s'était tellement retiré en arrière qu'il y eut un périnée assez apparent entre ce dernier et l'orifice vaginal. Le coït se fait sans douleur ; l'excrétion de l'urine et des matières fécales est normale. La mère et l'enfant se portent bien. (*Gazette médicale*, année 1839, t. VII, p. 186.)

M. Lombard (de Genève) a rapporté un cas fort curieux d'oblitération accidentelle du vagin. Une femme enceinte se fit dans les parties génitales une injection avec de l'acide sulfurique, dans l'espérance de se faire avorter. L'avortement n'eut pas lieu ; mais il y eut une inflammation très vive du vagin qui détermina l'oblitération complète de ce conduit. L'accouchement fut entravé ; une rupture de l'utérus survint, et cette pauvre femme périt victime de sa malheureuse tentative.

« Avant d'abandonner ce sujet, je dirai quelques mots d'une disposition qui exige des remarques particulières ; je veux parler de l'absence complète de la partie inférieure du vagin, tandis que la partie supérieure de ce conduit s'ouvre dans le rectum, dans la vessie ou à la paroi antérieure de l'abdomen. La conception peut avoir lieu, et a lieu en effet, lorsque le vagin communique dans le rectum. Barbaut (*Cours d'accouchement*, p. 59) en rapporte deux exemples. Dans le premier, l'accouchement se termina par les seules forces de la nature, au moyen d'une déchirure qui s'étendit jusqu'au méat urinaire; dans le deuxième, on jugea à propos de faire une incision en avant pour faciliter la sortie du fœtus. Dans l'observation qu'on lit dans une thèse soutenue en 1750 sous la présidence de Louis, la femme accoucha heureusement; l'anus fut à peine déchiré. Le hasard a fait connaître à M. Marc un fait de cette nature, qu'il cite à l'article IMPUISSANCE, dans le *Dictionnaire des sciences médicales*. Enfin, dans un journal italien, on lit l'histoire d'une femme qui n'avait jamais été réglée, et dont la fécondation avait eu lieu par l'anus. Elle fut prise des douleurs de l'accouchement, et pour frayer un passage au fœtus, on pratiqua une incision de la longueur de trois pouces dans la direction du vagin.

» On arriva heureusement jusque sur la tête de l'enfant qui était bien conformé et vivant. Ce qui a été dit relativement à l'imperforation du vagin doit s'appliquer au cas où l'orifice inférieur du vagin vient se montrer tout près de l'anus. Il est plus rare de voir le vagin s'ouvrir à la partie antérieure de l'abdomen.

» Cependant Sligmann décrit, dans les *Éphémérides des curieux de la nature*, une disposition semblable, qu'il avait observée chez une jeune fille de vingt-trois ans ; et Morgagni raconte l'histoire d'une autre fille qu'une semblable conformation n'empêcha pas de se marier et de devenir mère.

» Gianilla, qui lui donnait des soins, fut obligé de dilater l'ouverture extérieure pour qu'elle permît le passage de l'enfant.

» Huxham nous a laissé l'observation d'une femme dont le vagin se terminait au-dessous du nombril, qui, à l'aide d'une incision, accoucha heureusement d'un enfant vivant. Dans des cas semblables, ce serait certainement la conduite qu'il faudrait tenir plutôt que d'attendre des efforts peut-être impuissants de la nature, la dilatation des conduits ou la déchirure des parties voisines ; mais en même temps on sent quelle précaution il faudrait apporter pour ne pas intéresser la vessie et le péritoine. Si le vagin s'ouvre dans la vessie, la conception peut avoir lieu ; car le méat urinaire a été quelquefois dilaté au point de pouvoir admettre le pénis. Néanmoins, aucun fait ne démontre la possibilité d'une semblable fécondation. » (*Dictionnaire en 30 volumes*, DYSTOCIE, t. X, p. 589.)

Des brides, des cicatrices vicieuses, peuvent occuper la vulve et le périnée, et mettre un obstacle plus tard à l'accouchement. Les faits de ce genre ne sont pas rares. De la Motte (1) en cite une observation assez remarquable. Auguste Bérard, dans le *Dictionnaire en 30 volumes*, rapporte qu'après une périnéoraphie la vulve fut si rétrécie que les rapprochements sexuels en devinrent impossibles. On trouve aussi, dans le tome V de la *Gazette médicale* (avril 1837, p. 13), une observation de dystocie causée par une cicatrice survenue à la suite d'une opération d'épisioraphie. Tous les faits de ce genre se ressemblent, et la conduite de l'accoucheur est des plus simples quand il se trouve en face d'un fait semblable : quelques incisions, et, s'il le faut, une simple application du forceps, terminent l'accouchement, ainsi que cela se lit dans la dernière observation dont j'ai fait mention.

CHAPITRE VI.

RÉSISTANCE TROP GRANDE DU CANAL VULVO-UTÉRIN.

Quand les voies de la génération présentent l'apparence d'une conformation parfaite, quand l'exploration la plus complète ne fait reconnaître aucune tumeur qui la déforme, quand aucun rétrécissement congénital ne les rétrécit, on les voit cependant, dans certains cas, mettre encore obstacle au passage du fœtus ; ce sont ces cas que nous devons étudier dans ce chapitre.

(1) De la Motte, t. II, p. 1030.

Rigidité du col. — Dans certaines circonstances, les fibres du col semblent avoir une résistance extraordinaire que nulle altération anatomique ne peut expliquer ; c'est une espèce de résistance passive en vertu de laquelle le col ne cède pas à la dilatation, et quand on applique le doigt sur l'orifice on n'y sent pas la tension particulière que nous étudierons plus loin sous le nom de *spasme du col*. Toujours est-il que chez certaine femme, le travail se prolonge sans que l'orifice se dilate, celui-ci conserve au contraire une certaine épaisseur, et c'est en vain que les contractions utérines se succèdent et que la femme s'épuise en d'inutiles efforts.

Quand les moyens ordinaires qu'on emploie en cette occasion, bain, saignée, chloroforme, belladone, ont échoué, il faut débrider l'orifice, car la dilatation forcée est aujourd'hui complétement bannie de la pratique obstétricale. C'est là une première opération qui peut suffire. Dans un grand nombre de cas, l'accouchement se fera ensuite spontanément. Mais assez souvent les forces de la femme sont épuisées quand on pratique les incisions du col, et il convient de terminer l'accouchement par une application du forceps ; c'est la pratique suivie à l'hôpital de la Clinique par M. P. Dubois, Depaul, Pajot. On peut en trouver la confirmation dans les observations publiées sur ce sujet dans la thèse du docteur Tissier (1).

Spasme du col utérin. — L'obstacle qui arrête la dilatation du col ressemble, dans certains cas, à une espèce de contraction tétanique des fibres du col de l'utérus, contraction qui a reçu le nom de spasme du col. Cette affection, différente de la précédente, au point de vue pathologique, s'en rapproche singulièrement au point de vue thérapeutique. Les mêmes moyens peuvent être employés, et souvent de part et d'autre on est obligé de pratiquer des incisions multiples sur l'orifice et de terminer l'accouchement par le forceps. Le moment où l'on doit agir est indiqué par les conditions de la mère ou du fœtus.

(1) Tissier, *Thèse inaugurale*, Paris, 1860.

Après s'être laissé dilater complétement, après avoir été franchi par la tête du fœtus ou par le tronc dans les présentations du siége, le col peut encore se rétracter spasmodiquement sur le cou de l'enfant et produire un arrêt dans l'expulsion du fœtus dont la cause est souvent difficile à diagnostiquer. Dans un semblable cas on devrait terminer l'accouchement par des tractions faites avec ménagement ou par l'application du forceps.

Résistance du périnée et de la vulve. — Le périnée doit, au moment de l'accouchement, se convertir en une gouttière qui se termine à la vulve ; les plans nombreux et résistants qui composent le plancher du bassin, doivent céder peu à peu devant la tête du fœtus qui les refoule progressivement jusqu'à ce que les voies soient suffisamment élargies ; mais dans certains cas, le périnée semble doué d'une résistance si grande que la descente de la tête ne fait aucun progrès, les contractions utérines s'épuisent en vain et l'accoucheur doit terminer l'accouchement par une application du forceps. De tous les cas de dystocie, c'est sans contredit le plus fréquent et le moins grave ; le maniement du forceps demande cependant certaines précautions : les tractions doivent être faites avec une grande lenteur, de manière à donner aux tissus le temps de se dilater ; une traction trop brusque exposerait presque certainement à la rupture du périnée ; loin d'être faite rapidement, l'opération doit être faite lentement.

Le moment où l'on doit intervenir sera fixé suivant le cas : l'opportunité peut dépendre de l'état de la mère ou du fœtus, mais le temps qui s'est écoulé depuis que la tête appuie sur le périnée doit être pris en sérieuse considération ; il est prudent de ne pas laisser s'écouler plus de cinq ou six heures après la fin de la première période, une expectation prolongée plus longtemps exposerait la femme à de graves lésions traumatiques des parties molles.

La résistance du périnée peut être liée à une étroitesse de la vulve, et ces deux causes réunies empêchent la sortie de la tête qu'on aperçoit quelquefois entre les grandes lèvres entr'ouvertes. Quand une pareille situation se prolonge, on doit terminer l'accouchement par une application de forceps, en évitant soigneusement de laisser les cuillers de l'instrument porter sur le segment postérieur de l'anneau vulvaire. Les tractions doivent être faites avec une extrême précaution pour éviter une déchirure de la vulve et du périnée ; aussi quand l'orifice extérieur des organes de la génération paraît trop étroit pour permettre le passage de la tête, il faut y pratiquer, de chaque côté, une petite incision latérale d'un centimètre de long à peu près, et aussitôt la tête franchit l'orifice avec la plus grande facilité.

CHAPITRE VII.

DES TUMEURS DES PARTIES MOLLES DU BASSIN.

Bien qu'un bon nombre de ces tumeurs soient de même nature, comme leur influence sur le travail de l'accouchement varie surtout suivant leur siége, nous établirons, d'après ce dernier caractère, quelques divisions qui faciliteront l'étude du sujet.

Chemin faisant, nous aurons soin de mettre en relief les indications à remplir dans les différents cas ; car nous ne devons pas perdre de vue ces questions que doit se faire l'accoucheur en présence de ces divers états pathologiques.

Faut-il intervenir ?

Quand faut-il intervenir ?

Comment faut-il intervenir ?

Nous ne reviendrons pas ici sur les tumeurs dont le point de départ se trouve dans les parties dures du bassin ; nous les avons déjà étudiées dans le chapitre consacré aux rétrécissements.

Nous diviserons les tumeurs des parties molles de la façon suivante :

1° Tumeurs de la vulve et du vagin ;

2° Tumeurs de la vessie ;

3° Tumeurs du rectum ;

4° Tumeurs du col de l'utérus ;

5° Tumeurs du corps de l'utérus ;

6° Tumeurs péri-utérines ou de l'excavation.

Nous suivrons partout une marche uniforme pour tirer les indications relatives à ces tumeurs, qui sont :

a. Réductibles ou irréductibles ;

b. Fixes ou mobiles ;

c. Solides ou liquides.

On comprend combien cette classification est importante ; les tumeurs réductibles seront rétro-pulsées ; les tumeurs mobiles fuiront au-devant de la tête du fœtus ; les tumeurs liquides seront ponctionnées.

Nous arrivons ainsi à cette conclusion que les tumeurs les plus graves sont les tumeurs irréductibles fixes et solides.

Les trois premières manières d'être des tumeurs : *réductibilité, mobilité, état liquide,* ne sont donc pas capables de produire un obstacle bien sérieux à l'accouchement ; mais il n'en est pas ainsi des trois états différents que nous leur avons opposés : *irréductibilité, fixité* et *solidité.*

Ces trois états combinés : fixité, solidité et irréductibilité des tumeurs, constituent un haut degré de gravité. Si la tumeur est volumineuse, si l'extirpation en est impossible, l'accoucheur se trouvera forcément amené à opter entre l'embryotomie et l'opération césarienne.

Au point de vue qui nous occupe, celui de l'extraction du fœtus, on pourrait classer les tumeurs en tumeurs graves et en tumeurs bénignes.

Les tumeurs bénignes seraient celles qui présenteraient au moins l'un des trois caractères suivants : mobilité, réductibilité, état liquide. Quand, au contraire, ces trois caractères manquent en même temps, les tumeurs, par ce seul fait, acquièrent nécessairement un triple état de gravité, en devenant solides, fixes et immobiles tout à la fois, et méritent alors le nom de tumeurs graves. Ce sont celles-ci qui font naître des indications de la plus haute importance.

Quelle que soit leur nature, ces tumeurs ont pour effet de créer dans ces circonstances, des rétrécissements du bassin par obstruction, comme l'a dit M. Dubois, et les indications thérapeutiques dans ce cas, sont en réalité à peu près les mêmes, que pour les rétrécissements osseux ; le volume de la tumeur, ou si l'on veut, le degré du rétrécissement devient la source principale des indications. Nous renvoyons donc à ce que nous en avons dit au chapitre dans lequel nous traitons la question.

Il faudra se rappeler cependant qu'un obstacle produit par des parties molles possède toujours un certain degré de compressibilité, qu'il est difficile de déterminer à l'avance ; aussi nous devons avertir que les limites, dans lesquelles telle ou telle opération est possible ou nécessaire, sont beaucoup moins précises, pour les rétrécissements par obstruction, que pour les rétrécissements par vice de conformation.

Une autre différence sépare encore les rétrécissements par obstruction des rétrécissements par vice de conformation ; c'est la possibilité d'enlever la tumeur qui met obstacle à l'accouchement.

Quand l'accouchement est spontanément possible , ou quand on peut extraire le fœtus par le forceps ou la version, il est inutile d'enlever la tumeur ; quand au contraire l'extraction du fœtus est impossible, l'ablation de la tumeur est indiquée toutes les fois qu'on le peut.

Enfin, quand l'extraction du fœtus et l'ablation de la tumeur sont reconnues impossibles, il n'y a plus qu'à choisir entre l'embryotomie et l'opération césarienne.

Les indications que nous venons de formuler devront s'appliquer à toutes les tumeurs que nous étudierons dans la suite de ce chapitre. Nous ne les répéterons donc pas pour chaque tumeur en particulier, afin d'éviter des redites inutiles, nous bornant à mettre en évidence ce qui sera plus directement relatif à chaque tumeur.

Les tumeurs de l'excavation sont d'ailleurs si nombreuses que nous ne devons étudier que les plus importantes ou les plus communes.

§ I. — Tumeurs de la vulve et du vagin.

Œdème de la vulve. — Nous n'avons pas trouvé d'exemple d'accouchement absolument empêché par l'œdème de la vulve ; ordinairement les seules forces de la nature suffisent : cependant si la vulve était distendue par une infiltration œdémateuse trop considérable, il pourrait y avoir un retard fâcheux à la terminaison de l'accouchement et nécessité d'intervenir. De plus, cet œdème de la vulve et des grandes lèvres n'est presque jamais limité à ces organes, il s'étend presque toujours au périnée. Le médecin, dans ces cas, doit faire des mouchetures avec une lancette, afin de prévenir ces déchirures périnéales que l'on voit si souvent survenir dans ces circonstances.

Les *paquets variqueux et les thrombus* de la vulve, qui sont le résultat de la rupture de quelques vaisseaux et constitués par un épanchement plus ou moins circonscrit dans le tissu cellulaire, constituent des phénomènes pathologiques qui peuvent causer un obstacle à l'accouchement, à cause des dimensions considérables que peuvent présenter ces tumeurs.

Mais ces tumeurs sont liquides et mobiles, et leur voisinage de l'orifice vulvaire fait qu'elles peuvent être en partie chassées par la tête qui les pousse au dehors.

Cependant si le travail se trouvait trop prolongé par la gêne due à ces thrombus de la vulve, si les contractions utérines se ralentissaient, si l'enfant souffrait ou si là mère était épuisée par la prolongation du travail, il faudrait ne pas hésiter, inciser largement si le thrombus existait depuis quelque temps, faire une simple ponction s'il n'était survenu que depuis peu d'heures, enfin vider la tumeur du sang qu'elle contiendrait.

Les végétations syphilitiques (poireaux, choux-fleurs, tumeurs gommeuses) de la vulve peuvent aussi, par leur multiplicité, plutôt que par leur volume intrinsèque, mettre obstacle à la terminaison de l'accouchement. Dans ce cas le médecin devra les exciser, surtout si elles se trouvaient situées au niveau de la symphyse pubienne, où elles pourraient être plus nuisibles à l'accouchement que sur toute autre partie de la vulve.

Les tumeurs kystiques siégeant à la vulve, les kystes des grandes lèvres, devront être ponctionnés aussi toutes les fois qu'ils pourront entraver la parturition. Une simple ponction suffira pour les kystes séreux ; les kystes contenant une matière solide devront être incisés.

Les phlegmons ne fournissent aucune indication spéciale, non plus que les abcès ; rarement ils sont assez développés à cette région pour empêcher une dilatation de la vulve, suffisante au passage de la tête du fœtus.

Tumeurs fibro-plastiques.—Dans les grandes lèvres on peut aussi trouver des tumeurs fibro-plastiques ; mais ces tumeurs qui sont toujours, dans cette région, de dimensions assez limitées, pourront rarement mettre une entrave à la dilatation de la vulve et au passage de la tête de l'enfant, car elles jouissent dans les grandes lèvres d'un certain degré de mobilité, qui leur permet de fuir devant la tête du fœtus.

Tumeurs squirrheuses, encéphaloïdes de la vulve, fongueuses, etc. — Les dégénérescences squirrheuses de la vulve peuvent offrir un obstacle presque invincible à la terminaison de l'accouchement, car les parties dégénérées sont inextensibles, et empêchent même par leur présence la dilatation régulière des parties environnantes ; d'où le précepte de réséquer ces tumeurs pendant le travail de l'accouchement.

Si la tumeur occupait une grande partie de la vulve, et qu'une application de forceps ne pût que difficilement vaincre la résistance, il faudrait dans ce cas faire quelques incisions sur la tumeur elle-même.

Obs. — Accouchement opéré par l'incision du périnée,
par M. Kroon (1).

M. Kroon ayant été appelé près d'une femme de vingt-trois ans qui était dans les douleurs de l'enfantement, constata un obstacle au périnée, qui, par suite d'une blessure et d'une ulcération antérieure dont il restait des cicatrices, s'était considérablement grossi. Les grandes lèvres étaient altérées à un tel point qu'elles semblaient affectées d'une tumeur cystique. L'endroit où la réunion de ces appendices se perd dans le périnée, était déformé par l'existence d'un bourrelet épais d'un demi-pouce ; le périnée lui-même présentait une figure irrégulière et l'ouverture du vagin n'était pas d'un diamètre plus grand qu'avant l'époque de la défloraison. M. Kroon conçut d'abord l'espérance que la nature parviendrait à se frayer une route et il se contenta de faire appliquer des cataplasmes émollients pour détendre les parties ; mais, voyant que la délivrance ne pouvait s'opérer et que la tête prenait une autre direction et pressait le rectum, il craignit qu'elle ne déchirât la cloison recto-vaginale et ne s'ouvrît un chemin par l'anus. Il se détermina à inciser la bride périnéale et à détruire par là l'obstacle qui seul s'opposait à la terminaison de l'accouchement. Cette opération fut exécutée ; l'enfant était mort et fut retiré avec le forceps. Quelques semaines suffirent pour rétablir la malade.

Renversement du vagin.—L'œdème du vagin coexiste presque toujours avec l'œdème de la vulve, son traitement ne diffère en rien de celui que nous avons indiqué pour l'œdème des grandes lèvres ; seulement ici, il faudra agir plutôt, car l'infiltration du liquide dans l'épaisseur des parois vaginales pré-

(1) *Journal universel,* t. LI, p. 380.

dispose à cet accident, que de la Motte désigne sous le nom de phimosis du vagin, et qui est constitué par un refoulement en bas des tuniques vaginales, de façon qu'il se fait une véritable hernie partielle de l'organe; dans ce cas il y a indication de terminer le travail le plus rapidement possible.

Thrombus du vagin. — Ici les accidents peuvent être beaucoup plus graves que dans les thrombus de la vulve, tant à cause de la grande quantité de sang qui peut s'épancher et former des tumeurs considérables, qui bouchent plus ou moins complétement l'excavation, que parce qu'il est plus difficile d'y porter remède.

Lorsqu'un thrombus du vagin vient à se former, et qu'il n'a pas encore acquis un volume très considérable, bien qu'il suffise déjà à entraver la sortie du fœtus, nous croyons que le médecin accoucheur doit se hâter de terminer l'extraction du fœtus le plus rapidement possible; car il est bien probable que cette tumeur se développerait de plus en plus par le séjour prolongé de la tête du fœtus dans l'excavation. Nous avons déjà étudié cette question dans le chapitre II.

Les phlegmons et les abcès du vagin ne présentent pas non plus d'indications bien précises ; s'ils étaient assez volumineux pour entraver l'accouchement, il faudrait les inciser.

Les kystes assez considérables pour obstruer l'excavation devront être ponctionnés.

Les polypes du vagin peuvent rarement entraver le travail, il ne faut pas trop se hâter d'agir, car ordinairement les efforts expulseurs de l'utérus suffisent pour vaincre leur résistance et souvent on les a vus repoussés par la tête du fœtus au dehors de l'orifice vulvaire. « M. Gensoul ayant été obligé d'appliquer le forceps, saisit en même temps la tête et le corps fibreux dont le pédicule adhérait à la partie supérieure du vagin et les amena tous deux à l'extérieur. Le polype pesait 22 onces. » (Cazeaux.)

Obs. — *Présence d'un polype volumineux dans le vagin.*

La femme D..., du village de Tilf, enceinte pour la quatrième fois, éprouva, au bout de cinq mois de grossesse, de la difficulté dans l'émission des urines et une constipation opiniâtre. Elle sentit vers le même temps un corps qui, par intervalles, se présentait entre les lèvres ; au mois d'août 1803, le travail se déclara, mais dès les premières douleurs, un corps volumineux vint tomber entre les parties génitales.

Un officier de santé appelé par la sage-femme affirma que la tumeur était formée par l'utérus, que l'enfant y était contenu et qu'il fallait une opération pour l'extraire. En conséquence, il partit pour se munir des instruments convenables.

Dans l'entrefaite survint un autre officier de santé. Celui-ci examina d'abord la tumeur sans en reconnaître la nature, et comme il la maniait en tous sens, il glissa par hasard les doigts en haut et en arrière, et rencontra la tête de l'enfant ; croyant alors qu'il pourrait opérer la version et terminer l'accouchement avant le retour de son confrère, il introduisit la main dans l'utérus et se hâta d'amener les pieds ; mais lorsqu'il s'agit d'entraîner la tête hors de l'excavation et lui faire franchir le détroit inférieur, de grandes difficultés se présentèrent. On fut obligé de se livrer aux efforts les plus pénibles, d'exercer les tractions les plus violentes, et l'enfant périt pendant ces manœuvres, au moyen desquelles on réussit pourtant à l'entraîner au dehors.

La tumeur restait pendante entre les cuisses sans que personne osât y toucher. Le deuxième jour, elle exhalait une odeur fétide. Ansiaux, appelé auprès de la malade, reconnut un polype dont le pédicule allongé était implanté à la partie antérieure et supérieure du vagin. Il fit la ligature de ce pédicule, et excisa de suite la tumeur qui pesait deux livres et un quart. (Ansiaux, *Clinique chirurgicale.* Liége, 1829, p. 194. Rapportée par Danyau, *Vices de conformation du bassin*, p. 239.)

Quand les polypes sont implantés très haut sur les parois vaginales, si leur pédicule est court, ils peuvent alors constituer un obstacle sérieux et il faudrait les réséquer en partie ou en totalité, suivant les indications; car ici on ne peut rien dire de précis sur la conduite à tenir par le praticien.

Tumeurs squirrheuses et encephaloïdes fongueuses, etc. — Si par sa dégénérescence cancéreuse, le vagin constituait un empêchement sérieux à la terminaison de l'accouchement, comme nous savons que les dégénérescences de cet organe sont liées à des lésions considérables chez la mère, peut-être devrions-nous, si l'enfant présentait des signes certains de vie, faire l'opération césarienne, en ayant soin toutefois de placer la mère dans de bonnes conditions pour cette opération. Nous ne nous résoudrions toutefois à faire cette opération que dans les cas extrêmes, et quand il est démontré que l'accouchement par les voies naturelles est impossible, sans compromettre la vie de l'enfant.

§ II. — Tumeurs de la vessie.

Les tumeurs de la vessie peuvent être constituées : 1° par une rétention d'urine, 2° par un calcul vésical, 3° par la vessie ayant subi une dégénérescence morbide dans sa texture.

1° La simple distension de la vessie par l'accumulation de l'urine peut entraver le travail; ce réservoir, distendu par l'urine, peut être refoulé par la tête de l'enfant et causer un obstacle à l'accouchement.

Les indications sont simples. Il faut d'abord vider la vessie par le cathétérisme, puis essayer de réduire la tumeur en la pressant légèrement avec deux doigts contre la paroi postérieure de la symphyse pubienne dans l'intervalle des contractions utérines et la repousser en haut.

C'est ainsi que madame Lachapelle réussit dans un cas de cystocèle vaginale, à réduire la vessie. Il faut toutefois ne cesser de la maintenir réduite que lorsque la tête est assez engagée pour la fixer elle-même.

Si le cathétérisme était devenu impossible et que la tête, trop engagée, menaçât de faire rompre la vessie pendant les contractions, on serait obligé de la ponctionner afin de la vider.

2° *Tumeur formée par la vessie contenant un ou plusieurs calculs urinaires.* — Jacques Guillemeau, dans son *Traité de la grossesse et de l'accouchement des femmes*, cite le premier cas de calcul vésical qui soit dans la science obstétricale ; Louise Bourgeois, dans son *Traité des maladies des femmes grosses*, cite un second exemple de calcul urinaire ayant entravé l'accouchement.

Depuis cette époque, des exemples nombreux sont venus enrichir la science et donner l'indication de la conduite à tenir.

Pour entraver l'accouchement, il faut que le calcul occupe, par rapport à la tête, l'une des positions suivantes : ou qu'il soit pris entre la tête et le pubis, ou qu'il se trouve au-dessous de la tête.

Le calcul peut être réductible lorsque la tête n'est pas encore fortement engagée dans l'excavation ; on pourra alors, entre les contractions utérines, se servir d'un repoussoir pour refouler la tête du fœtus au-dessus du détroit supérieur, tandis qu'avec la main restée libre, on réduira le calcul au-dessus du détroit supérieur. (Dubois, *Thèse de concours*, p. 83).

Le calcul peut être irréductible. Engagé entre la tête du fœtus et les pubis agissant alors comme un coin, il ne permettra pas plus de repousser la tête au-dessus du détroit supérieur qu'il ne permettra à celle-ci de descendre plus bas. Ici le volume du calcul jouera un grand rôle dans les indications.

L'extraction du calcul est évidemment indiquée ; mais comment la pratiquer, lorsque le calcul se trouve au-dessous de la tête du fœtus? S'il est petit, il peut s'engager dans le canal de l'urèthre et sortir poussé par la tête du fœtus ; mais, lorsque le volume du calcul est considérable, la terminaison, si l'on n'intervient pas, sera presque à coup sûr la gangrène des parois de la vessie ou leur déchirure. L'exemple que cite Smellie n'est point pour nous une expulsion simple du calcul par le canal de l'urèthre ; il était gros comme un gésier d'oie et pesait 160 grammes. Nous pensons qu'il y a eu une déchirure quelconque qui fut cause de l'incontinence d'urine qu persista chez cette malade.

Le médecin accoucheur intervenant à temps, au contraire, peut prévenir de tels désordres ; c'est ainsi que M. Dubois (cas cité dans sa *Thèse de concours*, p. 13) put, en appliquant le forceps dans un cas de calcul suffisant pour immobiliser la tête, terminer heureusement l'accouchement. Ce calcul fut extrait de la vessie de cette femme peu de temps après.

De la Motte fit l'extraction d'un calcul fixé dans l'urèthre, et après cette opération, la femme put accoucher facilement.

M. Monod a communiqué à la Société de chirurgie une observation très intéressante.

Un calcul étant repoussé par la tête et mettant obstacle à l'accouchement, M. Monod fit quelques tentatives de lithotripsie. Ces tentatives échouèrent, et elles échouent dans de semblables cas, parce que la compression du calcul ne permet pas le développement des instruments lithotripteurs. M. Monod fit alors une incision verticale sur la tumeur même, et fit l'extraction d'une pierre qui pesait 86 grammes. Les suites de cette opération furent des plus simples. Une semblable conduite devrait être suivie dans un cas semblable.

Quand le diagnostic d'une pareille cause de dystocie est méconnu, les plus graves complications peuvent en résulter. L'observation suivante en est un exemple :

Obs. — *Accouchement empêché par la présence d'un calcul dans la vessie.* (Obs. Threlfall.)

Ellen Griffiiths, trente-quatre ans, santé faible, est prise de douleurs d'enfantement le 22 juin dans la nuit. La sage-femme constate que le bassin est occupé par une tumeur volumineuse, mobile dans sa partie supérieure et adhérente par en bas ; cette tumeur est molle, mais inférieurement on trouve un *corps dur* volumineux. Douleurs vives, col d'utérus très élevé, la poche des eaux se rompt. Le 24, les douleurs redoublent, le corps dur poussé fortement par en bas, on peut sentir la tête de l'enfant. L'accouchement ne se fait pas. — Crâniotomie. — Mort de la mère. — On trouve à l'autopsie un calcul de la vessie pesant 6 onces et plus. (*Arch.*, 1ʳᵉ sér., nº 19, p. 601.)

3° *Dégénérescence cancéreuse de la vessie.* — Oberteufer, médecin suisse, cite dans un article du *Lóder journal*, t. III, p. 342, un cas de dystocie par suite de dégénérescence cancéreuse de la vessie, qui, dans ce cas, était bilobée ; un des lobes de cet organe étant encore perméable à l'urine, l'autre étant formé par la dégénérescence des parois vésicales et contenant du pus. Mais, dans ce cas, il y avait des lésions multiples, l'utérus, les trompes, et les ovaires avaient aussi commencé à subir la dégénérescence cancéreuse.

Lever cite un cas qui semble prouver que la dégénérescence cancéreuse des parois vésicales peut constituer un obstacle à la parturition.

Dans des cas semblables, si l'enfant était encore vivant, il faudrait évidemment l'extraire le plus vite possible.

§ III. — Tumeurs du rectum.

Rétention des matières fécales. — Ce genre d'obstacle à l'accouchement était connu dès la plus haute antiquité. Avicenne croyait de plus que les végétations et les hémorrhoïdes pouvaient empêcher l'accouchement ; mais la mobilité des parties et la petite dimension de ces tumeurs font qu'elles ne sont pas un obstacle à l'accouchement.

L'administration des lavements sera bien souvent suffisante, mais dans quelques cas ils seront impuissants. Guillemeau ayant échoué avec les lavements et les purgatifs, agit directement sur les excréments contenus dans le gros intestin.

Lauverjat cite aussi un cas dans lequel il fut obligé d'introduire son doigt dans le vagin de la femme et d'écraser les matières contenues dans l'ampoule rectale, après quoi il fit administrer deux lavements qui débarrassèrent l'intestin des matières stercorales.

Fournier (*Dict. des sciences méd.*, t. IV, p. 155) cite un cas où l'anus s'ouvrant dans le vagin, il y eut dystocie, par accumulation dans le rectum de matières fécales et de noyaux de cerises ; un lavement suffit pour débarrasser l'intestin et pour permettre la terminaison de l'accouchement.

Dégénérescence cancéreuse du rectum. — Cette affection qui est assez commune, ne nous a pas fourni d'exemple sérieux de dystocie. Les applications de forceps suffiront à vaincre la résistance lorsque les lésions n'occupent que le rectum.

§ IV. — Tumeurs du col de l'utérus.

Œdème. — Lorsque le travail se prolonge et que la tête comprime la lèvre antérieure du museau de tanche, entre elle et la symphyse pubienne, il survient souvent une infiltration œdémateuse de cette lèvre. On observe surtout cette lésion, lorsque la tête du fœtus est descendue dans l'excavation, coiffée pour ainsi dire par le segment antérieur de l'utérus. Cet obstacle à l'accouchement n'est pas grave, car le médecin pourra toujours faire des mouchetures sur la lèvre œdématiée et lorsque la sérosité sanguinolente infiltrée se sera écoulée, une application de forceps suffira pour délivrer la femme.

Varices et thrombus du col. — Dans les derniers temps de la grossesse, les vaisseaux du col utérin, très dilatés, peuvent se rompre et constituer un véritable thrombus du museau de tanche ; ce thrombus, qui peut mettre un obstacle sérieux à la terminaison de l'accouchement, est un accident grave, car on a vu des exemples de mort rapide de la mère par hémorrhagies consécutives à la rupture de cette poche sanguine. Il faudra donc, si l'on s'aperçoit du moment où commence la formation du thrombus, terminer l'accouchement le plus rapidement possible par une application de forceps.

On trouve dans la *Revue médico-chirurgicale* (1) un mémoire intéressant sur la formation des thrombus du col de l'utérus, et sur leur gravité ; j'en extrairai quelques fragments importants rapportés par le docteur Montgomery.

Forme particulière du thrombus survenant pendant le travail de l'accouchement, par le docteur Montgomery.

Je fus appelé pour assister madame S..., le 11 mars 1850, à dix heures du matin. Elle avait eu d'un premier lit six enfants dont le dernier n'avait que cinq ans. La nuit précédente, elle avait eu des selles liquides et des pertes de sang.

A mon arrivée le travail était établi, il y avait un peu d'hémorrhagie. La partie inférieure du col était saillante, épaisse, spongieuse,

(1) Malgaigne, *Revue médico-chirurgical*, 1852, p. 48.

ressemblant à un fragment de placenta. Le sang me paraissait s'écouler de cet endroit. La présentation de la tête était régulière, l'accouchement avançait, la tumeur se vida sous la pression de la tête de l'enfant, et l'hémorrhagie s'arrêta. Quelques instants après, l'accouchement était terminé. Le rétablissement fut prompt.

Le mari, qui est médecin, fut d'autant plus effrayé par l'hémorrhagie qu'il crût, après l'examen des parties, que le placenta se trouvait au col. C'est alors que je fus appelé. En examinant la malade je fus d'abord de son avis, cependant en examinant de nouveau, je finis par m'assurer que la tumeur prise pour le placenta n'était pas seulement appliquée à la surface interne de la matrice, mais qu'elle faisait partie de sa substance. Il était impossible de loger le bout du doigt entre la tumeur et le tissu utérin et, par contre, on le passait aisément derrière ou tout autour.

2° Il n'y a pas longtemps que j'ai été à même de voir cette même modification pendant le travail. La malade avait déjà eu quatre enfants et l'accouchement s'annonçait bien (10 octobre 1850). Les douleurs devinrent sérieuses après l'écoulement des eaux, mais elles diminuèrent sensiblement après la tuméfaction de la lèvre antérieure qui fut entraînée en bas avec la tête et vint faire saillie sous l'arcade pubienne. Elle était d'une couleur pourpre foncé, comme celle du sirop de groseille. Mais elle disparut bientôt. La malade perdit alors une ou deux onces de sang très noir, quelques minutes après les douleurs devinrent expulsives et l'accouchement fut bientôt terminé. Il n'y eut aucune suite fâcheuse.

Kyste et abcès du col utérin. — Ces différentes lésions pourraient former un obstacle sérieux à l'accouchement en acquérant un volume considérable. Boillet cite l'exemple d'un large abcès qui occupait le col de l'utérus ; la femme mourut sans être délivrée. Les tentatives d'extraction du fœtus devraient toujours être, dans un cas semblable, facilitées par une ponction préalable.

Corps fibreux du col. — Ces corps agissent surtout en mettant obstacle à la dilatation du col. Chaussier cite un cas qu'il a observé et dans lequel une tumeur fibreuse du volume de la tête d'un enfant occupait la lèvre postérieure du col : l'enfant et la mère moururent pendant le travail.

Madame Lachapelle cite une observation dans laquelle une tumeur qui semblait renfermée dans les parois latérale et postérieure du col, et qui offrait les dimensions d'une tête fœtale, permit néanmoins à un fœtus mort-né de traverser l'excavation ; mais cet enfant n'était pas à terme.

Madame Boivin et Dugès trouvèrent dans les parois du col une tumeur fibreuse du volume du poing : l'enfant avait eu le crâne fracturé.

Dans les cas de ce genre, on doit espérer l'expulsion spontanée du fœtus, si la tumeur n'est point trop volumineuse ; l'application du forceps est aussi formellement indiquée toutes les fois que l'accouchement ne paraît possible que par cette opération.

D'autres fois, on devra enlever le corps fibreux qui arrête le passage du fœtus, et dans un cas de ce genre, M. Danyau réussit à énucléer un corps fibreux du poids de 650 grammes.

Obs. — *Tumeur fibreuse faisant obstacle à l'accouchement et opérée avec succès*, par M. Danyau.

Une dame âgée de trente-deux ans, déjà mère de trois enfants, avait dépassé sept mois et demi de sa quatrième grossesse. Depuis trois semaines, elle avait perdu presque constamment un peu de sang par la vulve, et depuis quarante heures les membranes étaient rompues, quand M. Danyau fut appelé dans la nuit du 3 au 4 avril.

Par le toucher vaginal, le doigt rencontrait tout d'abord une tumeur volumineuse occupant presque toute l'excavation pelvienne.

La tumeur paraissait immobile et enclavée dans le bassin ; elle descendait au-dessous de la lèvre antérieure et s'étendait intérieurement, depuis la symphyse pubienne, dont elle n'était distante que de 2 à 3 centimètres, jusqu'à la concavité du sacrum, qu'elle remplissait entièrement, et où le toucher rectal la faisait très bien reconnaître. Ses limites supérieures ne pouvaient être déterminées. La paroi postérieure du col était certainement atteinte, mais on ne pouvait affirmer qu'il en était de même pour la paroi postérieure du corps. Elle était régulière et arrondie ; sa consistance générale était très ferme ; à sa partie antérieure et même inférieure, le tissu était, au moins superficiellement, mou, inégal, presque fongueux. Il n'était aucunement sensible.

Cette tumeur s'était développée probablement d'une façon rapide à l'insu de la malade, chez laquelle nul dérangement d'aucune espèce n'était survenu. A six semaines de sa grossesse, elle avait été examinée par M. Récamier qui n'avait rien trouvé.

M. Danyau ayant, avec sa main libre, imprimé quelques mouvements au fond de l'utérus, reconnut que ces mouvements se communiquaient à la tumeur, faiblement il est vrai, mais d'une manière bien évidente. Cette manœuvre lui donna alors la certitude que cette tumeur n'était autre chose que la lèvre postérieure démesurément renflée et qui tout d'abord lui avait paru manquer. Il crut alors pouvoir conclure qu'il avait affaire à un énorme corps fibreux de l'utérus, développé dans la lèvre postérieure du col utérin.

M. Danyau résolut alors d'enlever cette tumeur par énucléation, et M. Dubois, qui vit la malade le 4 à cinq heures, partagea cet avis. L'opération fut donc arrêtée pour le 5, à quatre heures du soir.

La malade fut placée sur une commode recouverte d'un matelas, et dans la position convenable. L'index et le médius de la main gauche en pronation furent introduits à travers la vulve, le vagin et le col utérin, jusqu'à l'orifice interne, et avec le bistouri à garde porté par la main droite jusqu'à cet orifice, on fit sur la paroi antérieure et postérieure de la tumeur, une incision que la présence du périnée empêcha de prolonger tout de suite jusqu'en bas. L'index et le médius de la main droite, portés jusqu'au niveau de l'incision, commencèrent à droite et à gauche l'énucléation. M. Danyau s'attacha ensuite à énucléer la partie inférieure de la tumeur ; puis, avec des ciseaux, il continua jusqu'à l'insertion du vagin l'incision commencée avec le bistouri. Après quoi, avec l'aide de fortes pinces de Museux, implantées dans les parties de plus en plus supérieures de la tumeur, et qui l'attiraient en bas, l'énucléation fut étendue avec les doigts de la main gauche et ceux de la main droite, successivement portés dans tous les sens. Il arriva un moment où la tumeur pénétra dans la vulve et la remplit si exactement, qu'il n'y eut plus moyen de pénétrer avec les doigts. La tumeur fut alors divisée en deux, et extraite complétement.

Portant alors la main dans l'orifice interne, M. Danyau trouva non-seulement un pied, mais encore la tête et une main.

Il s'agissait donc d'une présentation du sommet avec double procidence ; le pied descendit sans peine, mais le siége ne put passer qu'après trois petits débridements faits sur l'orifice interne. Le tronc, les bras et la tête passèrent facilement. L'extraction du placenta ne présenta aucune difficulté. L'enfant était mort, déjà un peu putréfié. L'opération avait duré trois quarts d'heure.

Le docteur ordonna trois doses de seigle ergoté pour assurer la rétraction de l'utérus. La malade se rétablit rapidement.

La tumeur que M. Danyau présente à l'Académie, a toutes les apparences d'un corps fibreux de l'utérus. Elle pèse 650 grammes ; son grand diamètre a 15 centimètres; sa largeur et son épaisseur sont de 0,095. (*Revue médico-chirurgicale*, t. IX, p. 599, mai 1851.)

Quand les tumeurs fibreuses mettent un obstacle insurmontable à l'accouchement, on devra se conduire, d'après la règle générale que nous avons établie au commencement de ce chapitre.

Polypes du col. — Les polypes du col retardent l'accouchement, non-seulement en apportant un obstacle mécanique au passage du fœtus, mais encore en s'opposant à la dilatation régulière de l'orifice.

Smellie cite un cas où il trouva, dit-il, un polype naissant sur l'orifice interne de l'utérus.

Il fit la ligature de ce polype et le réséqua, mais la femme mourut peu temps après, et à l'autopsie il trouva la partie inférieure de l'utérus gangrénée et la tumeur disséquée par lui, était dure, dense et d'une substance glanduleuse.

Madame Boivin et M. Dugès, dans leur *Traité des maladies de l'utérus*, citent un cas où une femme heureusement accouchée, mourut de convulsions cinq heures après sa déli-

91

vrance. A l'autopsie ils trouvèrent le col de l'utérus occupé par un polype qui y prenait naissance.

De semblables tumeurs devront être extirpées quand elles gêneront l'expulsion ou l'extraction du fœtus.

Dégénérescences cancéreuses du col. — Le squirrhe et l'encéphaloïde du col de l'utérus peuvent aussi être cause de dystocie, très souvent il sont cause d'avortement ; mais lorsque la grossesse est à terme, ils peuvent empêcher la dilatation du col utérin, lorsqu'ils en ont envahi une partie considérable, plus de la moitié par exemple. La dilatation est alors obligée de se faire aux dépens des parties saines du col, et il en résulte une plus grande lenteur du travail et une tendance aux déchirures lors du passage du fœtus par l'orifice.

Les indications dans ces différents degrés, varieront selon que la dégénérescence cancéreuse occupera une faible portion du col ou une portion considérable. Dans le premier cas, il faut attendre, car il est probable que la dilatation de l'orifice se fasse suffisamment. Dans le second, la tumeur occupant un espace notable du pourtour de l'orifice, il faudra faire des incisions multiples au pourtour du col, afin d'empêcher autant que possible les déchirures qui pourraient se prolonger au delà du col sur le corps de l'utérus.

Lorsque l'on aura fait ces débridements multiples, il faudra appliquer le forceps pour procéder à l'extraction du fœtus ; mais si ce mode de terminaison offrait encore de trop grandes difficultés, il faudrait alors choisir entre l'embryotomie et l'opération césarienne.

On optera pour l'une ou l'autre de ces opérations, suivant les différents états relatifs du fœtus et de la mère.

Obs. — *Cancer du col de l'utérus, chez une femme enceinte et près d'accoucher, par le docteur* CASTEX.

Adèle Privé, âgée de trente ans, entra à l'hôpital Saint-Louis le 29 septembre 1846, croyant être au moment d'accoucher, bien que, suivant son propre calcul, elle ne fût enceinte que depuis six mois et demi. Elle avait déjà eu deux enfants qui étaient parfaitement venus, après un travail d'une heure au plus. On pratiqua le toucher ; le col n'était pas dilaté, mais il était le siége de tumeurs inégales, dures, dont trois, du volume d'une aveline, occupaient la lèvre antérieure ; la lèvre postérieure en portait de plus nombreuses, mais plus petites, séparées entre elles par des sillons profonds. Nul écoulement par le vagin, dont la muqueuse était indurée à son point d'insertion au col, surtout à droite. La malade n'avait jamais ressenti de douleurs dans cette partie, et ne se doutait point de la dégénérescence qui y existait ; elle jouissait, pour tout le reste, d'une bonne santé.

Du 29 septembre au 8 octobre, la malade alla assez bien. Dans la nuit du 8 au 9, les douleurs commencèrent, peu intenses d'abord, mais bientôt elles allèrent en augmentant. Cependant le lendemain se passa sans que le col parût dilaté ; l'indicateur seul pouvait y pénétrer et arriver jusqu'à la tête du fœtus, où il rencontrait les fontanelles antérieures et postérieures.

Enfin la poche des eaux se rompit le 10 octobre, dans la matinée, et les douleurs continuant sans que le col s'ouvrît davantage, M. Malgaigne se décida à pratiquer, avec un bistouri boutonné, deux incisions latérales qui ne furent suivies ni d'hémorrhagie, ni de douleurs bien vives. Dans la journée, les contractions cessent : insomnie, vomissements bilieux répétés.

Le 11, malgré les incisions de la veille, le col s'est à peine dilaté et n'admet que deux doigts ; les contractions utérines ne se réveillant pas, on donne une décoction de 2 grammes de seigle ergoté administrée à petites doses, de manière à dilater peu à peu l'orifice. La tête du fœtus est descendue un peu, mais elle est violemment comprimée entre les lèvres du col ; on perçoit encore les battements du cœur du fœtus.

Le 12, la malade est examinée par plusieurs chirurgiens, MM. Hugier, Monod, Morel-Lavallée, qui sont d'avis de s'en fier à la nature. M. Monod, en introduisant le doigt dans le vagin, donne issue à une quantité notable d'un liquide infect, rougeâtre, mêlé de pus et de matières fétides, rappelant l'odeur des matières fécales. Le doigt introduit dans le rectum, ne constata aucune perforation de la cloison recto-vaginale, et les explorations antérieures n'avaient fait reconnaître l'existence d'aucun abcès. M. Monod pensa qu'il avait pénétré avec le doigt dans un foyer siégeant à l'entrée et à droite du vagin. La malade était si fatiguée qu'on ne voulut pas pousser plus loin l'investigation.

Point d'écoulement sanguin, mais seulement d'un liquide séro-muqueux d'une odeur nauséabonde. On n'entendait plus les battements du cœur de l'enfant, et la mère ne le sentait plus remuer.

Vers le soir le col se dilata peu à peu, et il fut jusqu'à présenter une ouverture d'un diamètre supérieur à celui d'une pièce de cinq francs.

Le 13, à quatre heures du matin, la femme accoucha d'un enfant mort. Point d'hémorrhagie après l'accouchement. Le placenta sortit deux heures après, sans qu'on eût exercé aucune traction sur le cordon.

L'enfant, du sexe féminin, avait tout l'aspect d'un fœtus à terme.

La malade passa assez bien la journée, dormit parfaitement la nuit suivante; mais un écoulement abondant et infect se faisait par le vagin; la peau prit une teinte ictérique, les forces diminuèrent rapidement, enfin la mort arriva le 17.

Autopsie.—L'abdomen était flasque; l'utérus, encore très développé, offrait 16 centimètres de large sur 20 de hauteur, et des parois de 2 centimètres et demi d'épaisseur. Le col était déchiré; on remarquait aux commissures les deux incisions de M. Malgaigne, qui se trouvaient dirigées latéralement, sans avoir entamé le vagin et sans arriver dans la cavité pelvienne. Les tumeurs squirrheuses du col avaient été ramollies et déchirées par le travail de l'accouchement.

La cloison recto-vaginale était intacte; mais au point où M. Monod avait rencontré un abcès on trouva un foyer vide, à loges multiples, creusé dans l'épaisseur de la nymphe droite, et qui était caché par la saillie de la grande lèvre tuméfiée. Point de lésions dans le péritoine, dans la vessie, dans le rectum; pas de pus dans les veines utérines, hypogastriques, ovariques.

Il y avait un épanchement purulent dans la plèvre gauche, bien que la malade n'y eût jamais accusé de douleurs, et quelques petits points gangréneux dans le poumon gauche. (*Revue médico-chirurgicale*, par M. Malgaigne, année 1851, t. IX, p. 114.)

Tumeurs fongueuses ; tumeurs diverses. — Nous comprendrons sous cette dénomination certaines tumeurs développées soit sur l'orifice externe, soit dans l'épaisseur même des lèvres de l'utérus.

Une observation que nous empruntons à M. Cazeaux nous fournit un exemple de la gravité que peuvent acquérir ces tumeurs, qui le plus souvent ne sont pas assez développées pour apporter un obstacle sérieux à l'accouchement.

Quand ces tumeurs sont peu volumineuses, qu'elles soient ou non pédiculées (tumeurs fongueuses, choux-fleurs de l'orifice externe), on pourra espérer voir le travail marcher régulièrement, malgré un peu de retard, car ces tumeurs sont compressibles et mobiles. Il ne faudra donc pas se hâter d'agir.

Mais ces tumeurs acquièrent quelquefois un volume tellement considérable que toutes les ressources de l'art peuvent à peine vaincre l'obstacle qu'elles apportent à l'accouchement.

Obs. — En février 1853, M. Cazeaux fut appelé auprès d'une dame à terme de sa troisième grossesse, et chez laquelle les eaux s'étaient écoulées depuis quatre jours. Par le toucher, il trouva l'excavation remplie par une tumeur volumineuse qui déviait le col en haut, en avant et à gauche, et il ne sentit la tête du fœtus qu'au-dessus de l'orifice interne.

Il examina de nouveau la partie, et crut reconnaître une tumeur solide développée dans l'épaisseur du col.

Les eaux continuaient à couler depuis quatre jours.

M. Dubois, qui fut appelé le lendemain, après un examen prolongé, crut à l'existence d'un kyste liquide dans l'épaisseur d'une des lèvres et conseilla la ponction s'il empêchait l'accouchement. Les douleurs se manifestèrent le lendemain soir, et M. Cazeaux, qui d'abord n'admettait point le diagnostic de M. Dubois, ayant embrassé toute la tumeur avec la main, se rangea aussitôt de son avis. Comme l'accouchement n'avançait pas, il fit une première ponction et ne tira point de liquide. Une deuxième ponction fut aussi infructueuse.

M. Danyau, qui fut appelé en l'absence de M. Dubois, ayant aussi porté le même diagnostic, fit aussi deux ponctions, mais toujours sans résultat.

Alors on incisa la tumeur en deux portions latérales pour pouvoir arriver jusqu'au fœtus, et pour faire écouler les liquides qui la remplissaient et en augmentaient le volume.

Le forceps fut appliqué, et malgré la diminution de volume de la tumeur, la tête ne put être extraite. La crâniotomie et l'application du céphalotribe ne furent pas plus heureuses.

La malade s'affaiblissant de plus en plus, la version pelvienne fut tentée tout de suite, et le tronc du fœtus entraînant la tumeur au dehors permit enfin l'extraction du fœtus.

Mais, malgré toutes les précautions qu'on prit, la matrice laissa échapper encore un peu de sang, et la malade succomba une demi-heure après l'accouchement.

L'autopsie fut faite, et la tumeur, qui était du volume d'un fœtus à terme, examinée par plusieurs professeurs, fut regardée comme une énorme hypertrophie du tissu du col. (Cazeaux, p. 624 et suiv.)

Kystes du col de l'utérus. — On peut trouver aussi sur le col de l'utérus des tumeurs kystiques contenant un liquide, ou bien des corps caséiformes d'aspect butyreux.

La ponction ou l'incision au moyen desquelles on videra ces tumeurs, suivant le degré de consistance de leur contenu, feront cesser l'obstacle peu sérieux d'ailleurs qu'elles peuvent apporter à la parturition.

§ V. — Tumeurs du corps de l'utérus.

Corps fibreux. — Anatomo-pathologiquement les corps fibreux de l'utérus ont été divisés en ceux de la face externe, ou périphériques, ou sous-péritonéaux; en ceux développés dans l'épaisseur de l'utérus ou parenchymateux; et en corps fibreux de la face interne ou sous-muqueux.

Ces trois genres de corps fibreux peuvent mettre obstacle à l'accouchement en empêchant la régularité des contractions utérines; mais l'obstacle le plus important qu'ils peuvent apporter à la parturition provient de la situation que peuvent prendre les corps fibreux utérins sous-péritonéaux et les corps fibreux sous-muqueux pédiculés, c'est-à-dire les polypes.

Les corps fibreux non pédiculés ou à large base, développés sur le segment inférieur du corps de l'utérus, se rapprochent, par leur mode d'action, des tumeurs fibreuses non pédiculées du col. Dans un cas semblable, M. Huguier crut devoir faire l'opération césarienne : la femme mourut.

Contrairement aux corps fibreux du segment inférieur de l'utérus, les corps fibreux sous-muqueux du segment supérieur de l'organe sont d'autant plus graves qu'ils ont des pédicules plus allongés.

En effet, les corps fibreux non pédiculés ou largement pédiculés, occupant le fond de l'utérus, ne tendront pas à s'engager dans l'excavation au-dessous de la tête du fœtus.

Tandis que les polypes fixés par un long pédicule au fond de l'organe pourront, lorsque leur extrémité inférieure s'engagera au-dessous de la tête ou des épaules du fœtus, constituer un obstacle sérieux contre lequel on sera obligé d'agir.

Il y a donc ici une espèce d'antagonisme au point de vue de la gravité entre les corps fibreux pédiculés et non pédiculés siégeant sur le segment supérieur ou sur le segment inférieur de l'utérus.

Dans le segment inférieur et le col, les corps fibreux les moins graves sont ceux qui sont pédiculés.

C'est le contraire pour le segment supérieur.

Les tumeurs fibreuses sous-péritonéales ou de la face externe de l'utérus peuvent mettre un obstacle très grave à l'accouchement, lorsqu'elles occupent une partie de l'excavation. L'observation suivante que nous devons à l'obligeance de M. Blot, qui nous a également communiqué les dessins que nous avons fait reproduire ici, nous fournit un exemple des complications qui peuvent arriver dans ces cas, surtout lorsque des adhérences péritonéales auront fixé la tumeur.

Obs. — *Dystocie par la présence de tumeurs fibreuses multiples dans l'utérus.* — *Présentation de l'épaule.* — *Version difficile.* — *Mort.*

La nommée Brune Angélique, âgée de trente-huit ans, blanchisseuse, primipare, arrivée au terme de la grossesse, a commencé à souffrir le samedi matin, 29 novembre 1856. Les douleurs continuent pendant toute la journée du dimanche, et les membranes se déchirent le dimanche soir. Le lundi seulement la sage-femme dit à la malade que l'enfant se présente mal, elle introduit en vain les deux mains pour terminer l'accouchement.

Deux médecins n'ont pas plus de succès.

On la transporte d'Argenteuil à la Clinique en chemin de fer et en voiture.

Le lundi soir, 1er décembre, on constate l'état suivant :

La main gauche et une anse considérable du cordon pendent hors la vulve. Le cordon est flétri, pas de battement, l'épiderme s'enlève sur le dos de la main.

Le ventre a la forme d'un ovoïde allongé séparé en deux portions par un sillon situé à l'union du tiers inférieur et du tiers moyen.

Cette forme représente exactement celle de l'utérus qui est placé immédiatement derrière la paroi abdominale.

Anesthésie complète par M. Voisin. Première tentative de version par M. Dubois, la femme étant sur le dos.

Impossible d'atteindre le pied, à cause de la rétraction permanente, tétanique de l'utérus.

Le rétrécissement indiqué plus haut ne permet pas l'introduction de la main.

Deux nouvelles tentatives faites par M. Dubois, la femme étant placée sur le côté droit, puis sur le gauche, restent infructueuses.

L'anesthésie complète étant continuée, j'ai fait, sur l'invitation de M. Dubois, deux tentatives avec la main droite, puis avec la gauche, je rencontre les mêmes difficultés que je ne puis vaincre.

On laisse la femme revenir à elle-même, on se décide à attendre au lendemain mardi, 2 décembre.

Grand bain qui ne fait qu'augmenter les contractions. A trois heures du matin seulement, la femme éprouve un peu de calme.

A neuf heures et demie du matin, un quart de lavement avec quinze gouttes de laudanum de Sydenham, qui ne paraît pas exercer d'influence sur la rétraction utérine.

Saignée de 250 grammes (sang couenneux). M. Dubois fait une

nouvelle tentative de version également infructueuse. **M.** Depaul amène un pied à la vulve, un lacs y est appliqué, et des tractions modérées amènent l'extraction du fœtus.

Au moment où la tête franchit la partie supérieure de l'excavation, je remarque un ressaut comme si elle avait franchi un obstacle, et à partir de ce moment, de faibles tractions suffisent pour l'extraire complétement.

On remarque un aplatissement latéral de la tête fœtale qui rappelle ce qu'on observe dans les cas de rétrécissement du bassin.

Le placenta, au lieu de descendre dans le vagin reste élevé dans la partie supérieure de l'utérus, comme dans une arrière-cavité.

M. Dubois introduit la main profondément et doit faire un certain effort pour faire franchir au délivre l'orifice de cette arrière-cavité ; pas d'hémorrhagie.

Une nouvelle anesthésie n'avait pas eu d'influence sur la rétraction utérine; revenue à elle-même, la femme ne veut pas croire qu'elle est délivrée.

Elle meurt le lendemain avec les symptômes d'une métro-péritonite.

Autopsie faite le 5 décembre à neuf heures du matin.—L'utérus est volumineux, rétracté, offrant à la partie supérieure et droite de la face antérieure une tumeur arrondie, du volume d'une bille de billard renfermée dans le tissu utérin, qui est sain. Cette tumeur est recouverte par une couche de tissu utérin aussi épaisse en dehors qu'en dedans, c'est bien un corps fibreux qu'on énuclée facilement du tissu utérin.

Vers la partie moyenne de la hauteur de cette même paroi antérieure est une autre petite tumeur du volume d'une aveline. En trois ou quatre points de la surface péritonéale se voient d'autres petites tumeurs du volume d'un pois.

De la partie moyenne de la face postérieure du corps de l'utérus, part une grosse tumeur pédiculée plus grosse qu'une tête de fœtus à terme, qui remplit le cul-de-sac utéro-rectal, dépasse le détroit supérieur et s'élève jusqu'au fond de l'utérus. Cette tumeur, divisée vers sa partie moyenne par un étranglement, tient à la face postérieure de l'utérus par un pédicule de 5 ou 6 centimètres. Elle est comme renversée dans le cul-de-sac utéro-rectal, auquel elle adhère par des tractus membraneux qui divisent le cul-de-sac en deux parties latérales complétement séparées, dans lesquelles les doigts peu-

vent s'enfoncer et se rejoindre d'un côté à l'autre, en passant au-
dessous de la tumeur.

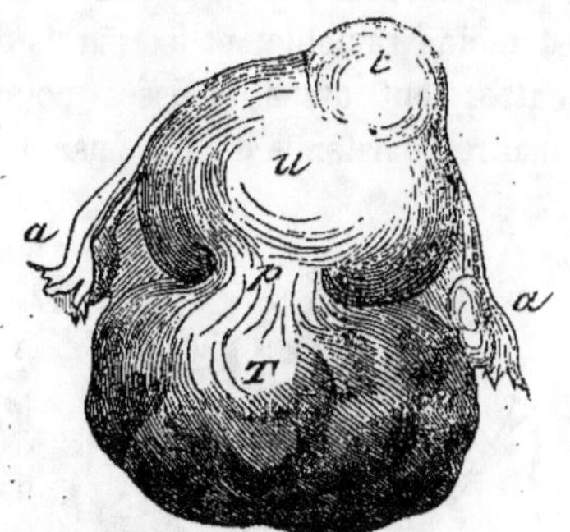

Fig. 1.

La figure 1 représente l'utérus vu par derrière.

   a. Ovaires.
   t. Petite tumeur fibreuse.
   u. Utérus vu par sa face postérieure.
   p. Pédicule de la tumeur.
   T. Tumeur.

A droite, la tumeur adhère à la face postérieure de l'ovaire correspondant par des tractus de quelques centimètres de long ; mais il
est facile de voir qu'elle est indépendante de l'ovaire et de la trompe.
De ce même côté, la tumeur offre de la fluctuation qui indique la
présence d'un liquide dans son intérieur ; sa paroi supérieure en cet
endroit est réduite à quelques millimètres d'épaisseur.

A gauche, la tumeur n'est nullement adhérente à l'ovaire, elle est
dure, mamelonnée, résistante, paraissant composée de pelotons
fibreux.

Toute cette tumeur est d'ailleurs recouverte par le péritoine qui se
continue de la face postérieure de l'utérus sur son pédicule et sur
elle-même dans toute son étendue.

Le rectum est libre dans toute son étendue et de l'air insufflé par
son bout supérieur arrive facilement à l'anus.

Une incision antéro-postérieure pratiquée sur chacune des moitiés
de la tumeur rétro-utérine fait voir que la moitié droite contient un
demi-verre d'une bouillie grisâtre paraissant résulter du ramollissement central de la tumeur.

La cavité formée ainsi, est limitée par des parois anfractueuses;

mamelonnées; des tractus fibroïdes, celluleux, vont de l'une à l'autre. Vers le côté interne, le doigt pénètre dans un conduit qui fait communiquer largement la moitié droite avec la moitié gauche; cette dernière est moins ramollie, et les parois de la cavité qu'elle contient à son centre, sont assez épaisses pour qu'il ne soit pas possible de reconnaître l'existence d'autres parties ramollies.

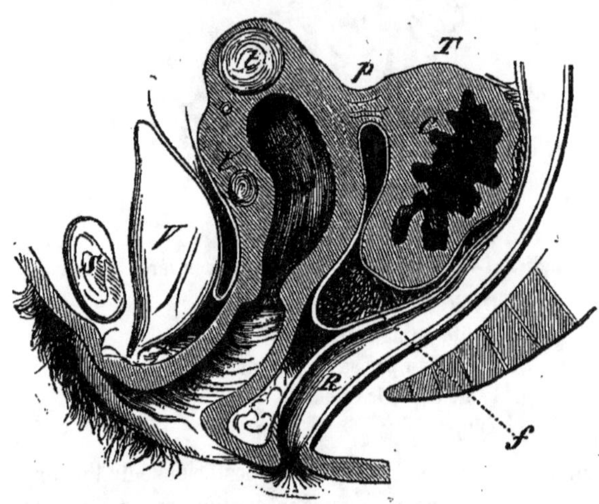

FIG. 2.—Cette figure représente une coupe de la même tumeur.

s. Symphyse du pubis.
v. Vessie.
t. Petite tumeur fibreuse.
t'. Autre petite tumeur fibreuse.
T. Tumeur principale.
c. Cavité centrale de la tumeur.
r. Rectum.
f. Cul-de-sac utéro-rectal.
p. Pédicule de la tumeur ou point où elle se confond avec la face postérieure de l'utérus.

D'après l'apparence de la substance qui forme la portion périphérique de cette tumeur, à cause de son mode de connexion avec l'utérus, ainsi que l'existence de tumeurs fibreuses dans le reste de l'organe, il semble que c'est une tumeur fibreuse de l'utérus qui s'est pédiculisée en marchant vers la cavité péritonéale, avec laquelle elle a contracté des adhérences dans le cul-de-sac utéro-rectal.

Quant à la succession des phénomènes qui ont produit les difficultés si grandes de l'accouchement, voici, je crois, ce qu'elle a été :

Cette tumeur remplissant presque complétement l'excavation, a empêché l'engagement d'une des extrémités du grand diamètre fœtal, qui s'est alors trouvée poussée par les contractions vers une des fosses iliaques, et l'épaule est venue se présenter ; un des bras entraîné par le liquide amniotique est venu faire procidence dans le vagin, et la position du fœtus a été fixée.

La présence de la tumeur explique comment la main seule pendait hors la vulve, même après un temps très long.

(Extrait d'une observation communiquée par M. Blot.)

Dégénérescence cancéreuse du corps de l'utérus. — Puchelt cite dix observations dans lesquelles la dégénérescence cancéreuse n'occupait que le corps de l'utérus, le col étant resté sain. Une seule fois la dégénérescence cancéreuse occupait la totalité du corps de l'utérus.

Nous n'avons point à nous occuper ici de ces lésions, dont nous avons déjà parlé plus haut.

Nous nous contenterons de rappeler qu'elles sont une cause d'irrégularité des contractions utérines, ainsi qu'une cause prédisposante aux ruptures de l'utérus.

§ VI. — Tumeurs placées en dehors du canal vulvo-utérin.

Le nombre des différentes tumeurs qu'on peut rencontrer dans le bassin est considérable, nous n'énumérerons donc que les principales, car à toutes on peut appliquer les considérations qui peuvent seules intéresser le praticien, et que nous avons développées au commencement de ce chapitre, en établissant un pronostic différent suivant que les tumeurs sont réductibles ou irréductibles, mobiles ou fixes, liquides ou solides.

Entérocèles et épiplocèles. — Ce genre de tumeur peut

acquérir un grand volume ; mais nous n'avons point trouvé dans les auteurs d'exemple d'empêchement absolu apporté mécaniquement à l'accouchement par ces tumeurs herniaires.

Il faut cependant les réduire au début du travail pour éviter les accidents d'étranglement qui pourraient survenir pendant l'accouchement.

Il ne faudra cesser de les maintenir réduites que quand la partie fœtale sera assez engagée dans l'excavation pour qu'elle ne leur permette plus de se reproduire. Si la réduction était impossible, il faudrait terminer l'accouchement le plus rapidement possible.

Tumeurs de l'ovaire.—Les tumeurs de l'ovaire dues, soit à des kystes liquides ou solides formés dans cet organe, soit à des tumeurs fibreuses développées dans son parenchyme, ou bien à une dégénérescence cancéreuse de son tissu, peuvent mécaniquement entraver le travail.

Car l'ovaire atteint de ces diverses affections peut venir se placer dans le cul-de-sac recto-vaginal. Dans la plupart des cas, ces tumeurs pourront être réduites au début du travail.

M. Moreau, dans les *Bulletins de la Société de la Faculté de médecine*, VII, p. 159, a cité un cas dans lequel il profita de la réductibilité d'une tumeur pour la repousser au-dessus du détroit supérieur, et joignant la version à cette première manœuvre, il parvint à sauver la mère et l'enfant, malgré une hémorrhagie grave qui compliquait encore cette lésion.

La réductibilité ne serait plus possible si la tête était fortement engagée, ou bien lorsque des brides fibreuses viendraient fixer l'ovaire dans le cul-de-sac postérieur.

Ce deuxième cas se présentant, alors le kyste ovarien sera liquide ou solide.

Si le kyste contient un liquide, il faudra faire la ponction de la tumeur.

Mais lorsque l'on aura affaire à un kyste contenant une matière presque solide, surtout si ce kyste est multiloculaire, si ses parois sont épaisses, ou bien si le développement de l'o-

vaire est dû à une substance fibreuse ou bien à une dégénérescence cancéreuse, on sera obligé de renoncer aux opérations directes sur cet organe. Il faudra alors, si la tumeur est
trop volumineuse pour permettre le passage du fœtus dans
l'excavation, choisir entre l'embryotomie et l'opération césarienne.

M. Dubois, dans un cas semblable, a opéré la céphalotripsie et a sauvé la mère.

Le médecin accoucheur, dans un cas semblable, devra évidemment agir ainsi, surtout si l'enfant est mort.

Tumeurs de la trompe de Fallope. — Chambry de Boulaye
cite un cas de dystocie par une tumeur de la trompe. Les
indications seront ici les mêmes que pour les tumeurs
ovariennes.

Tumeurs diverses. — Les autres tumeurs des parties molles
pouvant causer la dystocie, sont pour la plupart développées
dans le tissu cellulaire ambiant.

Ces tumeurs occupent le plus souvent la cloison recto-vaginale, quelle que soit leur nature ; ce sont, soit des masses
graisseuses, fibreuses ou cancéreuses, soit des abcès, des
kystes séreux ou solides, soit enfin ces tumeurs désignées par
M. Lenoir sous le nom d'ostéo-stéatomes.

Les indications dans le cas de tumeurs fluctuantes situées
dans la paroi recto-vaginales ou bien dans le cul-de-sac antérieur, sont de ponctionner ces tumeurs.

Ed. Meier cite un cas d'accouchement impossible par un
kyste gros comme la tête d'un enfant, et situé entre l'utérus
et la vessie.

Park (*Medic. chir. trans.*, t. II, p. 208) vida une tumeur
contenant un liquide séro-sanguinolent, et située entre le vagin et le rectum. Après la ponction et l'évacuation de cette
tumeur, l'accouchement se termina facilement.

John Ford communiqua à Denman l'observation d'une
tumeur occupant la paroi recto-vaginale et qu'il ponctionna.
Une grande quantité de liquide s'écoula, et l'enfant conserva

la vie (*Introduct. to midwifery*. London, 1824, p. 239.)

Nous empruntons l'observation suivante, d'un abcès péri-utérin, à Puchelt.

L'observation suivante, faite par Pierre-Étienne Moilanne, démontre que l'accouchement peut aussi être empêché par une tumeur enkystée du vagin.

Oᴮˢ. — Une femme primipare, âgée de vingt-quatre ans, entra à l'hôpital de la ville de ......

Ayant visité cette femme qui le matin du même jour avait ressenti les premières douleurs de l'accouchement, il trouva la partie inférieure du vagin libre, mais la partie supérieure de cet organe était occupée par une tumeur aplatie et compressible, mais qui l'empêcha de pouvoir explorer l'orifice utérin.

Huit heures après, les contractions utérines étant très fortes et très violentes, la tumeur très tendue remplit complétement tout le vagin.

La femme étant placée sur les genoux et sur les coudes, la dilatation de l'orifice étant égale à un thaler, les membranes tendues, il sentit la tête de l'enfant.

Il s'aperçut que le retard à l'accouchement était dû à la tumeur enkystée pyriforme qui était chassée par les contractions utérines vers la vulve, derrière la tunique musculaire du vagin. Il allait faire une incision longitudinale (car la ponction n'avait pas suffi à faire évacuer les parties les plus dures de la tumeur), lorsque la tumeur, de plus en plus comprimée par la descente de la tête, se rompit tout à coup et rendit libres les voies de l'accouchement. Une livre de pus ichoreux d'un blanc jaunâtre s'écoula, les doigts introduits dans le vagin ne rencontrèrent ni cicatrices, ni callosités.

La femme, bien guérie, conçut de nouveau et accoucha heureusement.

L'observation suivante fait voir que les abcès des fosses iliaques peuvent aussi mettre obstacle à l'accouchement.

Oᴮˢ. — *Abcès dans la fosse iliaque chez une femme en couche.*

Madame S..., âgée de vingt-cinq ans, servante, d'une bonne constitution, éprouva dans les derniers temps de sa grossesse, des douleurs dans les lombes et dans le membre abdominal droit.

Au moment de l'accouchement, la sortie de l'enfant fut empêchée par un obstacle, que l'accoucheur reconnut être la ligne innommée droite sans pouvoir en déterminer la nature ; le forceps appliqué, et l'enfant amené au dehors avec beaucoup d'efforts, il mourut au bout de peu d'instants.

Dans les premiers jours de l'accouchement, S... éprouva les symptômes d'une fièvre de suppuration ; des douleurs violentes se manifestèrent dans la région lombaire droite, tout mouvement de la cuisse droite devint impossible, la sécrétion du lait se supprima, et bientôt l'écoulement lochial devint sanieux et purulent. On reconnut une tuméfaction dans la région iliaque droite ; on y put distinguer de la fluctuation, on couvrit la tumeur de cataplasmes, et l'on fit des injections émollientes dans le vagin.

A la quatrième semaine il se fit une ouverture à travers le vagin qui laissa écouler une grande quantité de pus de mauvaise nature, la tumeur s'affaissa un peu. On fit une contre-ouverture, etc.

(M. Munchmeyer, *Gazette médicale*, t. VII, p. 790, 1839.)

Lorsqu'un doute existera sur la nature des tumeurs faisant obstacle à l'accouchement une ponction explorative devra toujours être faite par le médecin.

Les tumeurs fibreuses et les ostéostéatomes contenus dans l'excavation pelvienne et entravant l'accouchement, peuvent être extirpés, ainsi que l'ont prouvé les opérations faites et publiées par Drew (*Edimb. med. and. journ.*, t. I), et par Burns (*Principles of midwifery*, 1828, p. 33).

Ces observations ont été citées par M. Dubois dans sa thèse de concours, et par M. Danyau dans son travail sur les tumeurs des parties molles du bassin.

Nous ne connaissons pas d'exemple de tumeurs cancéreuses, qui, bornées au tissu cellulaire du bassin, aient été assez développées pour entraver l'accouchement ; les lésions carcinomateuses sont presque toujours multiples dans ce cas, et le tissu cellulaire pelvien semble traversé par des jetées cancéreuses qui émergent des organes ou des os ayant subi les dégénérescences squirrheuses ou encéphaloïdes.

La compressibilité des parties atteintes et leur situation dans les points plus ou moins étroits de l'excavation fourniront alors des indications spéciales pour chaque cas en particulier. Il nous serait impossible de donner une formule spéciale de la conduite que doit tenir le praticien dans ces cas de lésions multiples.

Le médecin devra donc se conduire suivant les indications générales que nous avons indiquées au commencement de ce chapitre.

CHAPITRE VIII.

DE L'EXTRACTION DU FOETUS DANS LES GROSSESSES EXTRA-UTÉRINES.

En dehors de la cavité utérine, l'œuf ne trouve pas des conditions assez favorables pour assurer sa vitalité et protéger son développement, aussi arrive-t-il rarement à sa complète maturité. Le plus souvent avant le cinquième mois, le kyste qui renferme le produit de la conception, se rompt et l'embryon est entraîné dans la cavité péritonéale, avec une quantité de sang plus ou moins considérable, telle est l'origine de quelques-unes de ces tumeurs qui, sous le nom d'hématocèles, piquent si vivement aujourd'hui même la curiosité des médecins et des chirurgiens. C'est là la cause qui fait que, déjà rares en elles-mêmes, les grossesses extra-utérines avortent pour ainsi dire dès leur début, et se présentent plus rarement encore à l'accoucheur en tant qu'il s'agit de l'extraction d'un fœtus. Tel est cependant le dernier point de vue qui doit nous occuper.

Sans entrer dans toutes les divisions que l'on a données de la grossesse extra-utérine, nous croyons utile, au point de vue de l'accouchement, d'établir la classification suivante :

1° Grossesses extra-utérines pouvant se terminer par les voies naturelles ;

2° Grossesses extra-utérines ne pouvant pas se terminer par les voies naturelles.

En effet, le mode de traitement sera essentiellément différent. Dans les premières, de simples manœuvres, le forceps,
et plus souvent encore les seules forces de la nature termi-
neront l'accouchement, tandis que dans les secondes, si l'art
intervient ce sera toujours par une opération sanglante.

**Grossesses extra-utérines pouvant se terminer par les
voies naturelles.** — Plus souvent que les autres, ces grossesses arrivent à leur complet développement, et plus souvent aussi elles ont relativement une terminaison heureuse.
En effet, que l'ovule fécondé se soit arrêté, soit dans la partie
de la trompe qui traverse l'utérus avant de s'ouvrir dans sa
cavité; ou bien que se creusant une petite ouverture à travers
la muqueuse de ce conduit, il pénètre ainsi dans l'intérieur
même des parois utérines; ou bien enfin que l'orifice utérin
de la trompe étant obstrué, il s'arrête juste à l'embouchure
de ce conduit; ne comprend-on pas qu'en se développant,
l'œuf puisse proéminer du côté de la cavité utérine, de manière à en occuper bientôt une partie plus ou moins grande,
de telle sorte que, s'amincissant toujours du côté de la cavité utérine, l'œuf vient à se rompre, comme au moment de
l'accouchement, et le produit de la conception se trouve naturellement engagé dans la cavité de la matrice. Dès lors
quelles difficultés se présentent à l'accoucheur? Evidemment
elles n'ont plus rien de spécial aux grossesses extra-utérines,
on n'aura à agir que comme dans une grossesse ordinaire.
Telle est cependant la terminaison possible, et je dirais vo-
lontiers fréquente de ces sortes de grossesses; mais en est-il
toujours ainsi? Evidemment non. De même que nous avons
vu tout à l'heure l'œuf se développer du côté de la cavité utérine, il arrive qu'en raison même du point où l'ovule s'est
greffé, il proémine du côté du péritoine; et alors que, sous l'influence d'un accident ou du travail de l'accouchement le kyste
se rompe, l'œuf tombera dans la cavité de l'abdomen, et dès lors
les indications qui se présenteront, seront exactement les mêmes que celles des grossesses qui ne peuvent pas se terminer

par les voies naturelles, et dont nous allons commencer l'étude.

2° Grossesses extra-utérines ne pouvant pas se terminer par les voies naturelles. — Peu nous importe ici quel est le siége primitif de la grossesse. Au point de vue qui nous occupe, nous pouvons toutes les confondre sous le nom de grossesses abdominales.

Si le kyste ne s'est pas rompu, comme c'est l'ordinaire dans les premiers temps de la grossesse, il est rare que le fœtus continue de vivre au delà du quatrième ou cinquième mois. La mort arrive soit par défaut de nutrition, ou par rupture, ou par inflammation de sa coque. Dans ces circonstances, l'accoucheur n'aura jamais à intervenir, soit que le fœtus se momifie, se transforme en gras de cadavre, soit que le kyste suppure, ou qu'une péritonite se déclare. Nous n'avons rien ici de spécial à l'accouchement ; l'enfant n'est pas viable, le traitement que réclame une pareille affection est en dehors de notre sujet. Dans d'autres circonstances exceptionnelles, et presque toujours plus malheureuses pour la mère, l'œuf continue à se développer et arrive au septième mois. Ici nous entrons au cœur de notre question. Il y a un enfant dont nous avons à assurer l'existence, placé qu'il est par de bizarres circonstances dans des conditions telles que les portes de la vie lui semblent fermées.

Mais plusieurs cas peuvent se présenter :

1° Le kyste est intact et l'enfant vivant ;

2° Le kyste est intact et l'enfant est mort ;

3° Le kyste est rompu et l'enfant vivant ;

4° Le kyste est rompu et l'enfant mort.

I. *Le kyste est intact et l'enfant vivant.* — Que se manifestent les premiers symptômes du travail, ou bien qu'il survienne à la mère un accident, une maladie qui mette ses jours en péril, il faudra surveiller le fœtus avec le plus grand soin, et dès que le moindre signe de danger se manifestera de son côté, il faudra pratiquer son extraction. Quel procédé à employer ? Toujours il faudra avoir recours à l'opération césarienne, seulement le point où elle sera pratiquée variera.; d'une manière générale, ce sera toujours dans le point où le kyste est le plus facilement accessible, par conséquent c'est sur la région antérieure de l'abdomen que le plus souvent devra porter l'incision.

Le kyste est intact et l'enfant est mort. — Si la mère n'éprouve aucun accident, quelle que soit l'époque de la grossesse, si l'on est assuré de la mort du fœtus, il faut s'abstenir de toute opération. Mais il peut arriver que la présence de ce fœtus puisse enflammer le kyste et donner ainsi lieu à des symptômes de péritonite de voisinage. Que doit-on faire? On peut agir différemment suivant les cas. On hésitera d'autant moins que le kyste fera une saillie plus accusée du côté du vagin. M. Dubois, malgré l'opinion de plusieurs consultants, fit dans un cas analogue une large incision au vagin, et bien que, contrairement à son espérance il ne pût extraire tout d'abord le fœtus avec le forceps, le kyste s'enflamma et après quelques jours le fœtus putréfié fut expulsé par lambeaux ; et grâce à la situation déclive de la large ouverture, on put, par des lotions et des injections à grande eau, déterger le kyste, dont les parois se recollèrent avec assez de rapidité, puisque deux mois après, la femme quitta l'hôpital entièrement rétablie.

Dans d'autres circonstances où il serait impossible de pénétrer dans le kyste par le vagin, on tâchera d'y arriver par le rectum. D'ailleurs la nature ne nous a-t-elle pas donné cette indication, puisque souvent on a vu ces kystes s'ouvrir dans l'intestin à une hauteur variable, et dans d'autres circonstances dans la vessie, d'où il fallu ensuite extraire par la taille les débris du squelette du fœtus.

Enfin si l'on ne pouvait arriver au kyste ni par le vagin, ni par le rectum, et que des accidents fissent un devoir de pratiquer l'opération, on pourrait la tenter par la paroi abdominale. Seulement dans cette circonstance il faut faire l'opération en deux temps, n'inciser d'abord que jusqu'au péritoine; alors par le fait de la section des parois abdominales, le kyste vient se mettre en contact avec la séreuse. Il s'établit des adhérences, et quand on les suppose contractées, après quelques jours on termine l'opération : on pénétrera dans le kyste sans danger d'un épanchement dans la cavité péritonéale.

III. *Le kyste est rompu et l'enfant vivant.* — L'indication est des plus pressantes ; en toute hâte il faut pratiquer l'opération césarienne. En effet, en la retardant ou en n'opérant pas, la vie de l'enfant est sacrifiée. Quant à la mère, que craint-on ? Une péritonite ; mais ne l'aura-t-elle pas infailliblement si le fœtus reste dans la cavité abdominale, avec les membranes, le sang qui s'épanche, etc., etc. Si elle a une chance d'y échapper, ne l'a-t-elle pas plutôt par l'opération qui enlèvera la cause principale de l'inflammation du péritoine ? Par conséquent, dans ce cas, l'intérêt de l'enfant, l'intérêt de la mère, réclament tous deux une prompte opération.

IV. *Enfin le kyste est rompu et l'enfant mort.* — Dans cette hypothèse on n'a à considérer que l'intérêt de la mère. Il est certain que la présence du fœtus et du contenu du kyste est la cause infaillible d'une péritonite, qui pourra enlever la malade en quelques heures. Cependant on a vu de très rares exceptions dans lesquelles la péritonite se limitait, le fœtus s'enkystait de nouveau, puis des abcès se formaient consécutivement en divers points de l'abdomen ; on les ouvrait au fur et à mesure qu'ils se présentaient, et les fœtus ont pu être ainsi extraits par lambeaux de la cavité abdominale. Mais ces faits sont très rares, et ne sont pas suffisants pour faire adopter l'expectation après un pareil accident. Il est vrai aussi que l'opération césarienne n'est pas indemne de tout danger, seulement nous ferons remarquer qu'on devra toujours la proposer si on est appelé immédiatement après l'accident, car c'est là une des meilleures conditions de succès que d'opérer de bonne heure avant que la péritonite se soit déclarée. Si, au contraire, elle existait déjà, il faudrait bien se garder de pratiquer une opération qui n'aurait d'autre résultat que d'avancer le terme fatal. Si cependant, même avant l'explosion de la péritonite, la malade et les assistants refusaient l'opération, le fœtus étant mort, l'accoucheur ne devrait pas insister. En résumé, dans cette condition, il est assez difficile de tracer d'une manière catégorique la règle de conduite à suivre.

CHAPITRE IX.

ÉTATS PATHOLOGIQUES DIVERS ET MORT DE LA MÈRE.

ARTICLE PREMIER.

ÉTATS PATHOLOGIQUES DIVERS RÉCLAMANT L'EXTRACTION DU FŒTUS.

§ I. — Affections chirurgicales.

Certaines affections chirurgicales, qu'elles existent avant l'accouchement, ou qu'elles se manifestent pendant le travail, peuvent présenter, par le fait même de l'expulsion du fœtus, des complications qui nécessitent son extraction.

Fractures. — Dans son *Traité des fractures*, M. Malgaigne, dans un paragraphe consacré aux fractures par action musculaire (1), rapporte que Chaussier a vu deux faits de fractures du sternum, survenues pendant les efforts du travail de l'accouchement, chez deux femmes primipares, âgées de vingt-quatre à vingt-cinq ans ; toutes deux, au moment de la rupture, avaient la tête renversée fortement en arrière, et s'appuyaient à la fois sur le bras et sur les talons.

Ces fractures siégeaient au-dessus de l'articulation de la première pièce du sternum avec la deuxième.

L'une de ces malades entendit un craquement qui lui fit dire qu'elle s'était probablement rompu quelque chose dans

(1) Malgaigne, *Traité des fractures.*

la poitrine. Le diagnostic de semblables fractures est souven très difficile, et dans les deux cas observés par Chaussier, la fracture ne fut reconnue chez l'une que le quatrième jour après l'accident, et chez l'autre seulement à l'autopsie.

Malheureusement il n'est rien dit quant à la terminaison de l'accouchement dans ces deux faits ; mais s'il arrivait que de semblables cas pussent être diagnostiqués immédiatement après l'accident, il faudrait se hâter de terminer l'accouchement pour éviter de nouvéaux efforts à la femme. Le pronostic est en effet grave; dans ces cas, on a toujours à redouter le danger de la suppuration. C'est précisément ce qui est arrivé dans les deux cas de Chaussier.

Hernies. — Dans l'histoire des tumeurs du bassin, j'ai déjà parlé des hernies qu'on peut y rencontrer et qui peuvent gêner l'accouchement; mais ces tumeurs, lors même qu'elles existent dans un point où elles ne gênent en rien le passage du fœtus, peuvent cependant nécessiter une prompte terminaison de l'accouchement. « Il n'est personne qui ne sente tout ce que des efforts aussi violents que ceux du dernier temps de l'accouchement peuvent produire de fâcheux sur ces tumeurs ; combien alors elles doivent être exposées à augmenter, à s'étrangler. Il peut n'y avoir qu'une simple disposition à une hernie ; une hernie qui existait avant la grossesse a disparu par suite du développement de l'utérus, et tend à se reprot duire ; une hernie qui subsiste à l'instant de l'accouchemen est réductible, irréductible, menace de s'étrangler ou est déjà étranglée. Si la hernie est réductible, on doit procéder immédiatement à sa réduction ; et alors, de même que dans les deux premiers cas supposés il faut s'opposer à l'issue des parties, en tenant, soit une pelote, soit les doigts appliqués sur l'ouverture herniaire. C'est un soin que l'accoucheur ne doit confier à aucun autre, à moins qu'il n'ait à sa disposition un aide sur l'intelligence et l'exactitude duquel il puisse compter. Si la hernie est irréductible, il faut s'opposer à une nouvelle issue des parties par l'application constante d'une pelote concave ou de la main. Enfin, si l'impulsion violente des parties pendant les efforts auxquels la femme se livre, même malgré elle, faisait craindre que la hernie ne s'étranglât, ou si déjà cette fâcheuse complication existait, on devrait supprimer le second temps du travail, où les contractions des parois abdominales sont si fortes et comme convulsives, c'est-à-dire qu'il faudrait terminer l'accouchement (1). » Pour le choix du procédé, on se déciderait d'après les considérations que nous avons déjà eu l'occasion d'exposer maintes et maintes fois.

Emphysème. — Les efforts violents auxquels se livre la femme pendant la période d'expulsion peuvent déterminer une rupture des voies aériennes, qui, donnant un passage facile à l'air inspiré, détermine des emphysèmes du cou, du visage, de la face et de la partie supérieure de la poitrine. Chose singulière, ces emphysèmes se remarquent plus souvent après la délivrance que pendant le travail ; mais il est probable que leur formation commence pendant l'accouchement même, et que la tumeur continuant d'augmenter, ne devient apparente que quelque temps après.

Obs. — *Emphysème survenu à la suite d'un accouchement laborieux.*

Une jeune femme âgée de dix-neuf ans, d'un tempérament sanguin et très irritable, fut atteinte d'une péripneumonie aiguë, dans les premiers jours du huitième mois de sa grossesse. Le 2 septembre 1859, septième jour de sa maladie, les douleurs de l'accouchement se firent sentir, et pendant plus de quatre heures elles furent accompagnées de cris très forts. Peu de temps après, une tumeur emphysémateuse se manifesta à la partie supérieure de la poitrine.

Un médecin, ayant été appelé douze heures après la sortie de l'enfant, trouva à son arrivée la malade dans l'état suivant : la tête était d'un volume énorme ; sa figure offrait une couleur violacée, ainsi que le cou qui était considérablement tuméfié ; la poitrine et les membres l'étaient également ; et dans toutes ces parties le gonflement présentait

(1) Désormeaux et P. Dubois, *Dictionn.* en 30 vol.

les caractère de l'emphysème : l'oppression était si forte que la suffo-
cation semblait imminente à chaque instant. Sous l'influence des émis-
sions sanguines, l'oppression perdit peu à peu de sa violence ; le
12 septembre, la respiration était entièrement libre ; les lochies, qui
n'avaient pas paru, malgré deux applications de sangsues à la vulve,
prirent leur cours, la sécrétion laiteuse s'établit et la convalescence
commença (1).

MM. Jourdan ét Campbell ont publié chacun un cas d'emphysème du cou, de la face et de la poitrine, à la suite d'une
déchirure de la trachée survenue pendant les efforts de l'expulsion (2). Si pendant l'accouchement on s'apercevait de la
formation d'une tumeur emphysémateuse, l'accoucheur devrait
terminer l'accouchement aussi promptement que possible, et
extraire le fœtus pour éviter à la femme de nouveaux efforts.

Je dois rapprocher de l'emphysème extérieur quelques faits
d'emphysème intra-lobulaire, produits aussi par quelque rupture des vésicules pulmonaires. On trouve dans Laennec que
la cause la plus commune de l'emphysème intra-lobulaire est
la rétention forte et prolongée de l'air inspiré, qui a lieu dans
les efforts violents et longtemps soutenus, tels que ceux de
l'accouchement. Dans un cas signalé par M. Depaul et rapporté dans le mémoire de M. Mordret (3), la mort parut être
la conséquence d'un double emphysème survenu subitement
pendant les efforts d'expulsion que nécessita un travail long
et des plus pénibles.

Anévrysmes. — Les anévrysmes des gros vaisseaux du cou
pourraient encore servir d'indication pour la prompte terminaison de l'accouchement. Je ne puis passer en revue les différents cas particuliers qui peuvent se présenter ; j'ai voulu
seulement signaler les plus importants, et ceux qui réclament
plus immédiatement l'intervention de l'accoucheur.

(1) *Archives,* t. XVII, p. 428, 1re série.
(2) Jaquemier, *Traité d'accouchement,* p. 328.
(3) Mordret, *De la mort subite dans l'état puerpéral,* p. 48.

§ II. — Maladies internes.

Quand une femme enceinte est atteinte d'une maladie grave, fièvre ou autre, l'accouchement, dans la plupart des cas, se fait avec une facilité surprenante. Il est des cas cependant où certaines autres maladies peuvent être aggravées pendant le travail, au point de réclamer l'extraction du fœtus; ce sont ces maladies que nous allons rapidement passer en revue, et que nous pouvons presque toujours rapporter à ces trois chefs :

a. Lésions du système respiratoire;

b. Lésions du système circulatoire;

c. Lésions du système nerveux.

a. *Lésions du système respiratoire.* — La congestion pulmonaire et les épanchements pleurétiques s'aggravent assez souvent pendant l'accouchement au point de déterminer la mort. MM. Moynier et Mordret en ont rapporté de nombreux exemples dans un mémoire publié sur le même sujet (1).

Il en est de même de l'apoplexie pulmonaire, de l'asthme, de l'emphysème, et beaucoup plus rarement de la phthisie pulmonaire. M. Guégniot, interne des hôpitaux, a vu cependant une phthisique succomber avant l'expulsion du fœtus, et l'opération césarienne, pratiquée dans ce cas, *post mortem,* a permis d'extraire un enfant vivant.

Pendant la grossesse, la dyspnée poussée à un point extrême, indique peut-être l'utilité de l'accouchement prématuré artificiel ; mais comme ces considérations sont en dehors de mon sujet, je n'ai à examiner que le cas où l'asphyxie devient imminente pendant le travail de l'accouchement. Dans ce cas, une seule indication se présente : terminer l'accouchement le plus tôt possible, tant dans l'intérêt de la mère que dans celui de l'enfant, s'il est encore vivant.

b. *Maladies du système circulatoire.* — Les maladies qui

____

(1) *Des morts subites dans l'état puerpéral.*

peuvent ici être aggravées pendant l'accouchement sont le
hémorrhagies, les maladies du cœur et des gros vaisseaux.
« Quel que soit le lieu par lequel le sang se fasse jour dans
ces cas d'hémorrhagie, que ce soit une épistaxis, une hémo-
ptysie, une hématémèse ou toute autre hémorrhagie, et quelle
qu'en soit la cause primitive, les phénomènes du travail de
l'enfantement qui apportent un trouble si marqué dans la
circulation, exaspèrent singulièrement les symptômes de
cette maladie, et peuvent la rendre promptement mortelle.
Les moyens que le médecin emploie ordinairement pour ré-
primer ou modifier l'issue du sang sont ici de peu de valeur.
Il faut faire cesser cette nouvelle cause d'exaspération ; il faut
faire que l'accouchement se termine sans les phénomènes qui
dépendent de la contraction de la matrice et de celle des
muscles abdominaux. C'est ce qu'on obtient en opérant la
version du fœtus dès que l'orifice utérin est suffisamment
dilaté, ou en appliquant le forceps quand la tête a déjà franchi
cet orifice et le cercle du détroit supérieur (1). »

Les hémorrhagies externes, que j'aurais pu placer dans le
paragraphe précédent, mais que j'ai mieux aimé rapprocher
des hémorrhagies internes, peuvent elles-mêmes déterminer
de graves accidents et quelquefois la mort. La rupture d'une
varice située au-devant de la malléole a produit une hémorrhagie mortelle dans un cas rapporté par M. Jacquemier (2).
Mais ici des secours efficaces peuvent être apportés, et la
mort ne survient guère que lorsque des soins bien entendus
font défaut.

Les maladies organiques du cœur et les anévrysmes des
gros vaisseaux apportent un trouble si considérable dans la
circulation, exposent d'une manière si prochaine à une rupture
mortelle, qu'on ne saurait trop recommander de terminer
l'accouchement le plus promptement possible, afin de la prévenir.

(1) Désormeaux et P. Dubois, *Dictionn.* en 30 vol.
(2) Jacquemier, *Traité d'accouchement*, t. I, p. 342.

c. *Lésions des centres nerveux.* — Plusieurs auteurs ont insisté sur l'influence de la grossesse et de l'accouchement comme cause prédisposante à l'apoplexie cérébrale. Mais comment prévoir un pareil accident? L'hémorrhagie une fois produite, si le travail de l'accouchement est commencé, on doit se hâter de le terminer aussi rapidement que possible, dans l'intérêt de la mère et de l'enfant. On doit imiter la conduite qui a été tenue dans un fait rapporté par M. Moynier, car bien que l'issue en ait été malheureuse, les indications auxquelles on a obéi étaient rationnelles.

Obs. — Pendant l'hiver de 1805, on reçut à la maison d'accouchements une femme paraissant âgée de trente ans, qui fut apportée sans connaissance. Elle était froide, et tous ses membres, insensibles offraient, une rigidité remarquable ; son visage était violet, et la bouche fortement déviée à droite. On l'avait trouvée sur la voie publique, et tout annonçait que les symptômes observés étaient le résultat de l'impression prolongée d'une température très basse. Elle paraissait au terme d'une grossesse. Les soins qu'on lui administra eurent pour effet de ranimer un travail commencé et interrompu plus tard. On eut recours à l'application du forceps. L'enfant était mort, et la mère, malgré tous les soins qu'on lui prodigua, mourut quelques heures après l'entière terminaison de l'accouchement.

L'ouverture de ce cadavre fit voir un épanchement éonsidérable de sang dans l'un des ventricules latéraux.

La syncope a souvent causé la mort pendant la grossesse et après l'accouchement ; elle peut aussi survenir pendant le travail, sans cause connue, et comme elle peut se terminer par la mort, je crois qu'on devrait imiter la conduite de M. Depaul dans un cas de ce genre. Une jeune dame était en travail depuis quelque temps : rien ne pouvait faire craindre pour les jours de cette dame, qui était parfaitement constituée et qui jouissait de la meilleure santé, quand tout à coup, sans cause spéciale, survint une syncope si grave que M. Depaul crut que sa cliente était morte. Après quelque temps, il parvint à la ranimer, et tout rentra dans l'ordre ; mais craignant une seconde syncope qui aurait pu être mortelle, M. Depaul crut devoir terminer l'accouchement par une application de forceps, et aujourd'hui la mère et l'enfant sont en parfaite santé.

§ III. — Mort de la mère. Nécessité de l'opération césarienne *post mortem*.

Quand, par une cause quelconque, une femme meurt pendant une grossesse avancée, ou pendant le travail de l'accouchement, on doit se hâter de suivre le précepte posé par M. Velpeau, dans son *Traité d'accouchements* : « On peut pratiquer l'opération césarienne sur la femme vivante, et il est de règle d'y soumettre celles qui succombent après le septième mois sans être délivrées. (1). »

Il suffirait qu'une seule tentative ait été suivie de succès pour ne jamais s'écarter de ce précepte, qui est d'ailleurs recommandé par les lois religieuses ; mais les observations suivies de réussite sont heureusement nombreuses dans la science. Je me contenterai d'en rapporter deux observations.

Obs. — *Congestion pulmonaire avec écume bronchique.*

Catherine Guillemot, âgée de vingt-trois ans, marchande de fruits, entre à la Maternité le 1er novembre 1846, enceinte de sept mois environ.

Teinte bistrée de la muqueuse labiale, légère cyanose des extrémités supérieures, c'est là un état habituel chez cette femme ; du reste, bonne conformation, bonne santé habituelle.

Deux grossesses antérieures, suivies d'accouchement très heureux.

A cause de la fatigue et d'une bronchite, Catherine est placée à l'infirmerie des femmes enceintes ; elle y reste pendant tout le mois de novembre ; à la fin de ce mois, nouvelle bronchite qui, comme la

(1) Velpeau, *Traité d'accouchements.*

première, cède facilement. Cette femme était habituellement triste et peu communicative.

Le 4 décembre, à huit heures du matin, M. Campbell la voit pour la dernière fois : son état était très satisfaisant ; le soir, elle était assise, causant avec ses compagnes, dans l'infirmerie, occupée à travailler, et elle paraissait moins triste que de coutume, lorsque tout à coup elle s'écria : « Tenez, entendez-vous comme ça fait dans mon ventre? » Puis elle roula de sa chaise à terre, accroupie sous elle-même, et ne proféra plus une parole ; deux ou trois soupirs profonds, un peu de salive spumeuse à la bouche, et la mort arriva, malgré les soins empressés et intelligents que cette femme reçut.

Ici, M. Campbell, après avoir énuméré les signes qui lui indiquaient d'une manière certaine la mort de cette femme, pratiqua sur le cadavre l'opération césarienne, pour sauver l'enfant, qu'il réussit à retirer vivant.

Accouchement ; mort de la femme : opération césarienne, naissance d'un enfant vivant, par M. De Pelayo.

Une femme de trente ans, rachitique, mais n'ayant pas cependant les détroits du bassin très rétrécis, ayant habituellement la respiration courte et difficile, accouchait le 8 février 1847. Déjà la tête était dans l'excavation pelvienne, lorsque subitement elle jeta un cri, s'écriant qu'elle était perdue, et mourut.

Sans attendre, M. de Pelayo, assisté d'une seule femme, incisa aussitôt les parois abdominales et l'utérus, selon la méthode de Mauriceau. Cinq minutes après la mort de la femme, il amena au dehors une petite fille robuste. D'abord asphyxiée, elle fut rappelée à la vie par l'insufflation d'air faite de la bouche à la bouche, et par quelques frictions sèches sur la région précordiale et le rachis.

Il est probable que la mort de la mère fut due à la rupture d'une poche anévrysmale interne.

J'ajouterai encore une observation dans laquelle je ne sais si l'opération césarienne fut pratiquée, puisque les détails manquent ; mais elle m'a paru curieuse, et par la cause de la mort qui survint pendant une syncope, et parce qu'elle présente une indication formelle pour l'opération césarienne.

Obs. — Une pauvre femme de l'hospice de la Charité était en douleurs depuis cinq heures ; les membranes se rompirent, une très grande quantité d'eau s'écoula, et à dater de ce moment elle se sentit excessivement faible ; éprouvant le besoin d'aller à la garde-robe, elle s'assit sur un vase, se livra à quelques efforts et tomba évanouie.

On se hâta de la placer dans une position horizontale ; mais on eut à peine le temps de la mettre au lit. Elle était déjà morte.

A l'autopsie, on ne trouva rien qui pût expliquer la mort.

Il existe certaines conditions dans lesquelles succombe la femme, qui donnent à l'opération césarienne plus de prix, parce qu'elles offrent plus de chance pour l'extraction d'un enfant vivant. Mais il faut savoir qu'en général l'enfant succombe avant la mère, et qu'on ne retirera le plus souvent qu'un cadavre de l'utérus. Le temps qui s'est écoulé depuis la mort de la mère, est l'une des conditions les plus importantes qui puissent faire varier les résultats de l'opération ; moins on perdra de temps, plus les chances seront grandes. Il est difficile de préciser combien de temps le fœtus peut vivre après la mort de la mère ; mais si l'on songe aux expériences de Buffon qui put faire vivre pendant très longtemps des animaux pris au moment de leur naissance et plongés dans du lait tiède, de manière à empêcher la respiration, on peut espérer avoir un enfant vivant longtemps après la mort de la mère. J'ai moi-même, en 1853, vu à l'hôpital de la Pitié, un fœtus de quatre mois qui n'avait fait aucun effort de respiration, être menacé d'une mort imminente par le refroidissement ; il fut alors plongé au fond d'une cuvette d'eau à 30 degrés, et il y vécut pendant une heure trois quarts.

De tels faits ne sont guère moins merveilleux que ceux que M. Velpeau (1) a rassemblés en grand nombre dans son livre.

Le même auteur a montré par quelques exemples qu'il est

____

(1) Velpeau, *loc. cit.*

quelquefois difficile de ne pas commettre une erreur, et qu'on
a pu faire l'opération césarienne sur une femme vivante, alors
qu'on la croyait morte. « Ainsi, quand on est appelé près
« d'une femme qui vient de mourir, il faut d'abord s'assurer
« de l'état du bassin, et tâcher d'extraire l'enfant par les
« voies naturelles toutes les fois qu'elles sont assez spacieuses
« pour lui donner passage. Ensuite, si l'hystérotomie est in-
« dispensable, on la pratique d'après les mêmes règles et
« avec les mêmes soins que si l'on agissait sur une femme
« vivante. En se conduisant de cette manière, quelque chose
« qui arrive, on ne peut rien avoir à se reprocher et l'on ne
« s'expose au blâme de personne (1). »

C'est un devoir, lorsqu'une femme enceinte meurt, de procéder à l'extraction de l'enfant, à moins qu'on n'ait la certitude qu'il est mort avant sa mère ; mais cette certitude,
comment l'avoir dans la plupart des cas? Une loi fort ancienne défendait, par une de ses dispositions, d'enterrer une
femme enceinte sans avoir ouvert l'abdomen et l'utérus,
pour en tirer le fœtus ; ne faut-il pas regretter qu'on ait
laissé tomber en désuétude cette disposition de police médicale?

(1) Velpeau, p. 455,

DEUXIÈME PARTIE.

CHAPITRE PREMIER.

ACCIDENTS DU COTÉ DU FŒTUS.

Procidence du cordon. — Le cordon ombilical est à chaque
instant traversé par deux ondées sanguines qui marchent en
sens contraire et établissent une liaison étroite entre la mère
et l'enfant.

Si, par une cause quelconque, le cordon fait procidence, il
peut être comprimé par la partie fœtale qui s'engage derrière lui, et si cette compression est énergique, elle arrête la
circulation placentaire et fait périr le fœtus par asphyxie.
C'est donc avec raison que M. Velpeau a rangé la procidence
du cordon parmi les accidents du travail de l'accouchement,
puisqu'elle expose l'enfant à une mort rapide.

Il est loin de notre pensée de vouloir dire que le fœtus succombe dans tous les cas de procidence du cordon; toujours est-
il que le danger est prochain et que l'accoucheur doit être prêt
à intervenir. Les premières tentatives devront être de rétro-
pulser le cordon ; mais souvent on échouera dans cet essai,
malgré de nombreux efforts et les nombreux procédés qu'on
puisse employer. On devra se contenter alors de placer le cordon en un point où sa compression sera moins probable, et il
faudra, en général, choisir autant que possible le niveau de
la symphyse sacro-iliaque.

Plusieurs cas peuvent d'ailleurs se présenter. Si le cordon fait procidence depuis longtemps ; s'il est refroidi et flétri, si l'exploration la plus attentive n'y faisait reconnaître aucun battement entre les contractions utérines, la mort du fœtus est certaine, et l'on ne devra pas troubler la marche d'un accouchement spontané.

Mais il ne faut pas oublier que la circulation peut disparaître pendant un certain temps dans le cordon sans déterminer la mort du fœtus, et que, par contre, la persistance des pulsations du cordon n'indique pas d'une manière certaine l'intégrité de la circulation placentaire. Supposez, en effet, le cordon comprimé entre le placenta et la portion du cordon que vous pourrez explorer, vous sentirez distinctement des battements artériels, bien que la circulation soit complétement entravée au niveau du point comprimé.

Nous conclurons de tout ceci qu'on ne doit pas désespérer d'amener un enfant vivant, alors que le cordon a complètement cessé de battre depuis quelque temps, et que la persistance du pouls du cordon ne suffit pas pour indiquer l'état de santé du fœtus, mais qu'il faut encore y joindre la régularité et le rhythme avec lesquels se font les pulsations fœtales.

Le pronostic de la procidence du cordon varie d'ailleurs suivant la partie fœtale qui descend la première. Très grave dans la présentation du sommet, il devient encore grave dans la présentation du siége.

Toutes ces notions doivent servir à éclairer la conduite du praticien. Si l'accoucheur est appelé à la fin du travail, si la procidence du cordon n'empêche pas la circulation placentaire, si les battements du cordon sont réguliers et faciles, on peut espérer que jusqu'à la fin de l'accouchement, le cordon ne sera point comprimé, et l'on peut attendre l'expulsion spontanée, à la condition qu'on exercera une surveillance très attentive et continuelle, et qu'à la moindre menace, on soit en mesure de terminer l'accouchement.

Si, au contraire, quelques irrégularités se manifestent dans le rhythme des battements du cœur fœtal ; si pendant les contractions la circulation est momentanément suspendue dans le cordon ; si le travail est peu avancé et fait prévoir une longueur assez grande avant l'expulsion du fœtus, on doit intervenir, en terminant l'accouchement par la version ou l'application du forceps, et toutes les fois que la tête n'est pas engagée déjà très profondément dans l'excavation, nous donnons la préférence à la version, par les raisons qui vont suivre. La version demande moins de temps que l'application du forceps ; elle permet, dans certains cas, de rétropulser le cordon en même temps qu'on introduit la main. L'application du forceps, règle générale, pour être bien exécutée, demande à être faite avec lenteur, tandis qu'ici on est obligé de la terminer rapidement pour faire échapper le fœtus à l'asphyxie ; or cette application ainsi faite expose aux déchirures de la vulve et du périnée.

Mort imminente du fœtus. — D'autres conditions que la procidence du cordon peuvent menacer la vie du fœtus : la longueur du travail, les hémorrhagies, les décollements du placenta, les convulsions, *et cœtera*, sont de ce nombre. Quelle que soit la cause qui menace la vie du fœtus, on doit terminer l'accouchement le plus rapidement possible, aussitôt qu'on s'aperçoit que cette vie est menacée.

Les signes à l'aide desquels on peut reconnaître l'imminence du danger sont relatifs à l'auscultation des battements du cœur fœtal ; à l'écoulement du méconium dans les présentations autres que celles du siége ; aux efforts convulsifs d'inspiration, quand, dans la présentation de l'extrémité pelvienne, la tête reste encore engagée dans l'excavation, etc. A ce point de vue, les renseignements fournis par l'auscultation ont été étudiés aussi complétement que possible dans l'excellente monographie que M. Depaul a publiée sur ce sujet ; j'ai le regret de ne pouvoir l'analyser et je me borne à en citer les deux conclusions principales :

« 1° Les changements qui indiquent un état véritablement

sérieux consistent surtout dans l'affaiblissement, l'irrégularité et la diminution dans le nombre des battements du cœur fœtal.

» 2° L'excessive accélération qu'on observe dans certains cas rares n'a pas, il s'en faut, la même signification.

Quand l'imminence de mort du fœtus est reconnue, son extraction devient nécessaire, urgente, et le choix du procédé à employer dépendra en général de la présentation et de l'état plus ou moins avancé du travail.

CHAPITRE II.

OBSTACLES DUS AU FŒTUS.

§ I. — Excès de volume.

Que le bassin soit rétréci ou que le volume du fœtus soit augmenté, les proportions relativement nécessaires à une expulsion facile cessent d'exister, et l'accouchement devient laborieux.

Nous avons étudié précédemment l'influence fâcheuse que les rétrécissements du bassin exercent sur la parturition, il nous reste à examiner celle qui est due à un excès de volume des parties fœtales; mais pour rapprocher les faits semblables, nous avons étudié, dans un chapitre particulier, divers états pathologiques du fœtus qui peuvent être une cause de dystocie, et nous ne nous occuperons ici que des accouchements rendus laborieux par un fœtus bien conformé, mais trop volumineux.

Il est rare que les dimensions du fœtus dépassent une certaine limite et rendent l'accouchement impossible (1). Dugès consacre le premier chapitre de son mémoire à des faits sem-

____

(1) *Mémoires de l'Académie de médecine*, II, 1828.

blables, mais il n'a pu en trouver qu'un très petit nombre dans la science. M. Cazeaux (1) raconte que dans le mois de mai 1849, il fut appelé par le docteur Riembault pour terminer un accouchement dans lequel l'enfant se présentait par l'épaule. Plusieurs tentatives avaient été faites par M. Riembault et un autre collègue, et M. Cazeaux ne parvint à terminer l'accouchement qu'après de grandes difficultés. L'enfant était d'un volume très considérable : sa longueur totale était de 64 centimètres, le diamètre bi-acromiale avait 23 centimètres, la grande circonférence de la tête 41 centimètres et la petite circonférence 23 centimètres. M. Riembault, qui avait été frappé du volume de l'enfant, l'aurait pesé avec beaucoup de soin, une fois avec une romaine, deux fois avec des balances différentes, et par trois fois il aurait constaté que l'enfant pesait 9 kilogrammes.

Nul doute qu'un volume trop considérable ne puisse rendre le travail plus long et plus douloureux ; mais si toutes les autres conditions sont favorables, l'accouchement se terminera vraisemblablement par les seules forces de la nature. « C'est donc principalement lorsqu'on se voit forcé de pratiquer la version sur un enfant d'un grand volume, qu'on peut éprouver les difficultés les plus grandes, et c'est alors qu'il faut redoubler de soin, pour éviter la décussation du bras sur la nuque, pour tourner la face d'abord vers un des côtés du bassin, puis vers le sacrum et pour abaisser le menton de manière à rendre le diamètre sous-occipito-bregmatique et le bipariétal seuls parallèles à ceux des détroits pelviens et des organes génitaux externes (2). »

Je ne parle point des autres indications qui peuvent alors se présenter, de l'application du forceps, etc. Les difficultés provenant ici d'un défaut de proportion entre la tête de l'enfant et le bassin de la mère, il est évident que les préceptes

______

(1) *Traité d'accouchements*, p. 213.
(2) Dugès, *loc. cit*, p. 322.

sont les mêmes que pour un premier degré de resserrement du bassin.

§ II. — Présentations irrégulières.

Les présentations irrégulières ne sont que des déviations des présentations franches ; le plus souvent elles sont ramenées à leur direction normale par les seuls progrès du travail de l'accouchement, mais d'autres fois elles entravent l'expulsion du fœtus, nécessitent une intervention active et peuvent même devenir la cause d'accouchements laborieux. Nous étudierons successivement les présentations irrégulières du sommet, de la face, du siége.

Présentations irrégulières du sommet. — Ce sont ces présentations que l'on rencontre désignées comme autant de présentations distinctes dans les anciennes classifications ; on y distingue les variétés pariétales, frontales et occipitales, suivant que les côtés de la tête, le front ou l'occiput se présentent au centre de l'excavation.

Quand, au début du travail, on constate une semblable anomalie, il n'y a en général qu'à attendre, car nous savons que dans le plus grand nombre des cas, le redressement s'opérera spontanément. Si quelques heures après la dilatation de l'orifice et l'écoulement du liquide amniotique, la tête conserve sa position primitive, on doit chercher à redresser la présentation à l'aide de simples manœuvres faites avec la main. Quand elles échouent, il faut agir plus puissamment par l'emploi du levier recommandé par les anciens accoucheurs, ou mieux encore par l'application du forceps. On doit diriger les efforts de manière à ramener le sommet dans sa position normale, et quand la femme est fatiguée par la longueur du travail, on devra terminer l'accouchement.

L'application du forceps est quelquefois rendue difficile par l'élévation de la présentation ; il faudrait alors ne point multiplier trop souvent les tentatives infructueuses et savoir abandonner le forceps pour terminer l'accouchement par la version.

Présentations irrégulières de la face. — Ce sont ces présentations que l'on désignait autrefois sous les noms de frontales, mentales et malaires, suivant que le front, le menton ou les joues se présentaient au centre de l'excavation. De toutes ces présentations, la variété frontale est la plus fréquente et aussi celle qui spontanément se redresse le mieux ; vient ensuite la présentation latérale ou malaire ; quant à la présentation mentale, sa réduction, quand le menton occupe le centre du bassin, est quelquefois beaucoup plus difficile. Toutes ces irrégularités, quand elles ne se modifient point, réclament l'emploi du levier ou du forceps. Mais bien qu'il soit admis aujourd'hui par tous les auteurs que les présentations de la face se terminent par un accouchement naturel, il n'en est pas moins vrai que les conditions sont ici moins favorables que pour le sommet ; aussi dans les présentations irrégulières surtout quand le menton est dirigé en arrière, on devrait préférer la version au forceps.

Présentations irrégulières du siége. — Ce sont ces présentations que l'on désignait autrefois sous les noms de sacrées, coxales, pubiennes ; les deux dernières sont rares à cause du peu de mobilité du pelvis sur la colonne vertébrale. Les présentations irrégulières du siége, quelles qu'elles soient, se redressent le plus souvent avec le temps, et, dans le cas où elles persisteraient, il sera le plus souvent facile de les réduire soit avec la main, soit avec un crochet mousse. Certains cas exceptionnels, et ici je fais allusion à la mort du fœtus, permettraient d'appliquer le forceps sur l'extrémité pelvienne, bien qu'on doive s'en abstenir quand l'enfant est vivant, dans la crainte de lésions traumatiques du bassin.

§ III. — Anomalies du mécanisme de l'accouchement.

Les anomalies du mécanisme de l'accouchement doivent être étudiées pour le sommet, la face et le siége ; elles peuvent porter sur chacun des temps du mécanisme de l'accouchement. Souvent elles disparaîtront par les progrès mêmes du travail, mais chacune d'elles peut aussi nécessiter l'intervention de l'art. Nous passerons rapidement en revue les points les plus importants de cette question.

PRÉSENTATION DU SOMMET ; ANOMALIE DU MÉCANISME. — La déflexion de la tête est quelquefois la cause d'un travail qui se prolonge outre mesure. La fontanelle antérieure répond au centre du bassin, et les contractions utérines se succèdent sans que la tête progresse ; beaucoup plus rarement une flexion trop grande nuira à la marche du travail. Dans ces deux cas, on ferait disparaître cette position vicieuse par une très simple application de forceps.

La rotation peut aussi faire défaut, l'occiput ne revient pas se placer derrière la symphyse pubienne, et l'on est encore obligé d'intervenir ; les cuillers du forceps placées de chaque côté de la tête lui feront exécuter une rotation artificielle.

Dans les positions occipito-iliaques postérieures non réduites, on sait que souvent l'accouchement se termine spontanément, et qu'alors on voit l'occiput balayer toute la face antérieure du sacrum et la gouttière périnéale, pour venir se dégager le premier à la commissure postérieure de la vulve. On comprend qu'un pareil mouvement doive nécessiter des contractions utérines énergiques ; pour y suppléer, on est quelquefois obligé d'appliquer le forceps, et malgré le blâme exprimé par Capuron, on doit imiter ici le procédé qu'emploie la nature et laisser l'occiput en arrière ; les branches du forceps seront relevées en avant pour faciliter le mouvement.

Je ne veux pas terminer ce sujet sans indiquer un phénomène qui n'est point très rare, et qui m'a bien surpris la première fois que je l'observai : je veux parler de la rotation de la tête qui entraîne avec elle le forceps, ou qui même tourne dans l'intérieur des cuillers, de façon à ramener l'occiput derrière les pubis. Loin de s'opposer à un pareil mouvement et de chercher à maintenir l'occiput en arrière, on doit laisser la rotation s'effectuer. Quand la tête a franchi l'orifice vulvaire, les épaules peuvent être retenues dans les parties maternelles, soit parce que leur rotation a été incomplète, soit parce que le retrait du périnée est considérable, soit parce que l'utérus a cessé de se contracter puissamment. Deux doigts introduits dans les creux axillaires faciliteraient le dégagement du tronc, si cette situation se prolongeait d'une manière inquiétante.

PRÉSENTATION DE LA FACE; ANOMALIE DU MÉCANISME. — Ici c'est la déflexion qui est incomplète ou trop considérable. L'introduction de la main dans les parties génitales, ou une application de forceps servira à redresser cette position irrégulière. Ce que nous avons dit de la conduite à tenir dans les présentations du sommet indique suffisamment celle qu'on doit suivre dans les présentations de la face.

Je ne fixerai donc mon attention que sur le défaut de rotation qu'on a remarqué dans certains cas de positions mento-iliaques postérieures. De toute nécessité, dans l'accouchement par la face, il faut que le menton soit ramené sous la symphyse des pubis. Quand il reste en arrière, l'accouchement est impossible, et sauf deux ou trois cas exceptionnels et peu explicables, on peut dire que les positions mento-iliaques postérieures non réduites forment une des classes les plus difficiles de la dystocie. Il faut donc tout faire pour transformer la présentation de la face en présentation du sommet, ou, s'il en est temps encore, refouler la face pour terminer l'accouchement par la version. Mais quand la face est profondément engagée et que le menton reste en arrière, comment intervenir?

En désespoir de cause, et bien qu'on ne doive jamais oublier que le grand diamètre occipito-mentonnier ne puisse pas traverser l'excavation, on a pourtant conseillé d'appliquer le forceps, et de chercher à abaisser le sommet, en le tirant fortement en bas et en arrière. Ces tentatives seront infructueuses le plus souvent, on le comprend, et, dans ces cas malheureux, l'ac-

coucheur se voit forcé de pratiquer la crâniotomie et d'appliquer le céphalotribe.

L'idée la plus simple qui doit venir en de pareilles circonstances, c'est de chercher à faire artificiellement ce que la nature opère si bien. Pourquoi ne pas ramener le menton en
avant, par des applications successives de forceps, qui peu à
peu feront cheminer le menton du sacrum vers les pubis?
C'est qu'on a été arrêté par la crainte de faire exécuter à la
tête de l'enfant un mouvement de rotation qui ne serait pas
suivi par le tronc, et de causer ainsi la mort du fœtus par
luxation de l'atlas sur l'axis. Cette crainte peut être fondée
sur certains faits ; mais peut-être aussi elle est plus théorique
que pratique. Deux fois par cette manœuvre M. Dubois a
réussi à extraire des enfants vivants.

A ces deux observations j'en ajouterai deux autres qui ont
été recueillies par M. H. Blot, qui montrent que des tentatives
plus nombreuses amèneraient des succès plus fréquents. Je
rapporterai ici ces deux observations qui me paraissent avoir
la plus grande importance, et que je dois à l'obligeance de
M. Blot.

OBS. — *Présentation de la face.*— *Position mento-iliaque droite transversale non réduite.* — *Application de forceps.* — *Rotation artificielle.* — *Enfant vivant volumineux.* — *Mort par fièvre puerpérale.*

La nommée Scheffer, vingt-sept ans, fleuriste, bien conformée,
ayant eu deux accouchements antérieurs faciles, arrivée au terme
de sa grossesse actuelle, a ressenti les premières douleurs le 25 mai,
à huit heures du soir ; la poche des eaux se rompit le lundi 26, à
quatre heures du soir. Cette femme, d'abord assistée par M. Bontemps, officier de santé à la Chapelle-Saint-Denis, resta en travail
jusqu'au mardi 27, sans qu'aucun secours lui fût donné pour terminer ou aider le travail, qui languissait à ce moment. M. Bontemps,
après avoir essayé inutilement par des manœuvres manuelles de
faire tourner la tête, fit appeler M. Finot qui fit une application de
forceps complétement infructueuse.

Il se livra alors à des tentatives de réduction manuelle pour transformer la présentation de la face en présentation du sommet, tout cela sans plus de succès : croyant alors, je ne sais pourquoi, à la mort du fœtus, il pensa qu'il n'y avait plus qu'à perforer le crâne et à appliquer le céphalotribe, et comme il n'avait pas cet instrument à sa disposition, il envoya la malade à la Clinique avec une lettre dans laquelle il me donna les détails précédents et les motifs de sa détermination.

A son arrivée, je trouve la face engagée dans l'excavation, autant que le permettait la longueur du cou, le menton répond à l'extrémité droite du diamètre transverse, un peu en arrière de ce diamètre ; toutes les parties de la face sont notablement tuméfiées, surtout en avant, c'est-à-dire la moitié gauche ; le col est complétement franchi ; maximum des bruits du cœur dans le flanc droit ; contractions presque permanentes ; après chaque contraction utérine les battements du cœur se ralentissent beaucoup et deviennent simples, puis quelques secondes plus tard ils redeviennent doubles et beaucoup plus fréquents.

A dix heures un quart du soir, le 27, je vois la malade pour la première fois ; je fais immédiatement respirer le chloroforme, quelques inspirations suffisent pour plonger la malade dans un état d'anesthésie complète. Aussitôt je fais une première application de forceps ordinaire ; la tête me paraît volumineuse et elle me semble remplir complétement l'excavation. Pensant que la branche antérieure serait celle qui offrirait le plus de difficulté à être introduite, je la place la première ; je ne puis pas la placer très exactement sur la partie latérale de la tête, entre elle et le pubis, je la laisse un peu en arrière de la bosse pariétale ; la branche postérieure est introduite assez facilement la seconde ; l'articulation, quoique un peu difficile, se fait cependant sans trop de peine, et alors la concavité des bords de l'instrument regarde à gauche du bassin et un peu en avant ; je fais quelques tractions modérées en bas en même temps que j'imprime à l'instrument un mouvement graduel de rotation sur son grand axe ; je sens très bien que je fais tourner la tête qui en même temps descend un peu ; le menton est promptement ramené en avant et à gauche, alors je désarticule les branches et je les extrais pour les réappliquer plus exactement sur les côtés de la tête ; cette deuxième application se fait sans aucune difficulté, et alors, complétant le mouvement de rotation, j'avance le menton sous la symphyse et obtiens facilement le dégagement de la tête par un mouvement de flexion.

Je trouve alors deux circulaires de cordon autour du cou ; elles ne sont pas serrées, je les dégage et le reste de l'extraction ne présente aucune difficulté.

Le fœtus fait aussitôt des efforts d'inspiration, les battements du cœur sont forts et assez réguliers, d'une fréquence moyenne. Quelques frictions, quelques flagellations suffisent à faire faire les premières inspirations, et immédiatement l'enfant pousse des cris très énergiques.

Il est gros, fort et a une tête volumineuse, dont les dimensions dépassent la moyenne :

Poids... 3 kil. 600

Longueur................... totale............... 53 centim.
du sommet à l'ombilic... 27
de l'ombilic aux talons.. 26

Principaux diamètres de la tête.. occipito-frontal........ 14
occipito-mentonnier.... 15
bipariétal........... 10
sous-occipito-bregmatique.............. 10

La respiration est bruyante par suite de l'existence dans les bronches d'une assez grande quantité de liquide amniotique : je fais avaler quelques cuillerées d'eau avec de la poudre d'ipéca pour obtenir du vomissement. Je ne réussis pas ; mais bientôt après, la respiration devient naturelle et je laisse l'enfant à une nourrice, attendu qu'il ne me semble pas dans un état inquiétant.

La tête est renversée sur le dos et j'ai beau la ramener avec effort vers la poitrine, elle reprend immédiatement la situation même quand l'enfant est couché sur le côté et que sa tête appuie sur l'oreiller qui le porte ; les paupières sont gonflées de telle façon que je ne puis les ouvrir ; le front, surtout à gauche, est le siége d'une tuméfaction séro-sanguinolente volumineuse ; les lèvres sont gonflées et renversées en dehors.

La mère ne revient complétement à elle qu'au bout de vingt minutes, alors qu'elle est délivrée. Elle n'a rien senti et se trouve très bien.

Application du forceps sur une position mento-postérieure droite non réduite. — Rotation artificielle. — Rétrécissement du bassin.

La nommée Tassel, blanchisseuse, dix-neuf ans, d'une constitution faible (bassin de 98 millimètres, sans réduction), entre à la Clinique le 15 octobre 1855.

Cette jeune fille, d'une mauvaise santé, a mangé et dormi à peine pendant toute sa grossesse. Le 16, au matin, nous la trouvons fatiguée par des douleurs ayant duré toute la nuit du 15 au 16. Le col est dilaté comme une pièce de 5 francs ; les membranes entières bombent sous l'influence des contractions qui reviennent toutes les cinq minutes.

On reconnaît facilement une présentation de la face en position mento-iliaque droite postérieure.

A cinq heures du soir, la dilatation est complète ; la face est toujours au niveau de la partie moyenne de l'excavation ; les membranes ne sont pas rompues.

A six heures et demie, rupture artificielle des membranes par la sage-femme en chef, dans l'espoir de faire avancer le travail.

A huit heures, la face n'a pas bougé d'une ligne ; le menton répond toujours à la symphyse sacro-iliaque droite ; les contractions, d'une moyenne énergie, sont douloureuses, les battements du cœur du fœtus sont normaux.

A dix heures du soir, même état. Je me décide à intervenir.

J'applique le forceps ordinaire, comme dans une position occipito-iliaque droite postérieure. L'introduction de la branche à mortaise offrant de la difficulté, je retire la branche à pivot et j'introduis la branche à mortaise la première, puis l'autre branche : le décroisement est facile, l'articulation se fait presque seule. Pendant une contraction, je fais exécuter au menton une rotation artificielle. Je sens que le corps tourne avec la tête ; je limite le mouvement de rotation quand le menton est arrivé a l'union de la branche ascendante de l'ischion et descendante du pubis, de peur que le cou ne subisse un mouvement de rotation trop considérable. Alors, inclinant la concavité des bords de l'instrument en arrière et à gauche (ce qui se fait facilement, sans que je sois gêné par le périnée), je dégage le menton, puis j'imprime au forceps un mouvement directement opposé au précédent, c'est-à-dire en avant et à droite ; et par ce second mouvement exécuté lentement, je dégage l'occiput.

J'enlève alors le forceps, et j'extrais le reste du fœtus comme à l'ordinaire.

L'enfant est vivant et bien portant.

Le périnée est parfaitement intact ; la mère va bien.

Voilà des faits bien propres à encourager de semblables tentatives, et ne sera-t-il pas toujours temps d'arriver à la crâniotomie, si la rotation ne s'exécute pas ?

PRÉSENTATION DU SIÉGE ; ANOMALIE DU MÉCANISME. — Dans ces présentations, presque toujours le tronc sort facilement jusqu'aux épaules ; mais ici on peut rencontrer une difficulté produite par le redressement de l'un ou des deux bras à l'intérieur des parties génitales de la mère et sur les côtés de la tête de l'enfant. L'indication est formelle ; on abaisse ces bras au moyen de tractions faites de telle façon que les doigts de l'opérateur, s'appliquant sur toute la longueur de l'humérus, lui servent d'attelles et préviennent la fracture.

Dans la présentation du siége, le praticien n'a guère d'autre devoir que de diriger le dos du fœtus vers la partie antérieure des pubis, de telle sorte que l'occiput vienne se placer derrière la symphyse, et que la tête sorte aussi facilement que possible.

Dans l'accouchement par le siége, une difficulté qui n'est pas très rare, c'est l'arrêt de la tête dans les voies génitales, qui sera causé, ou par des tractions intempestivement faites entre les contractions utérines, ou par un léger degré de rétrécissement, ou par une rétraction de l'orifice interne. L'indication est formelle dans tous ces cas ; il faut se hâter d'extraire cette tête pour arracher le fœtus au danger qui le menace.

De simples manœuvres réussiront le plus souvent. On glissera la main droite sous la face antérieure du tronc du fœtus ; deux doigts seront placés sur les côtés du nez, ou mieux, introduits dans la bouche et recourbés en crochets, de manière à abaisser la mâchoire inférieure ; la tête se fléchit alors, et l'on facilite ce mouvement avec la main gauche, qui, placée sous la symphyse du pubis de la mère, doit repousser l'occiput en haut.

Si cette manœuvre était insuffisante, on devrait avoir recours à une application du forceps, qui présenterait une certaine difficulté. Le tronc du fœtus étant relevé du côté du ventre de la mère, on glissera les cuillers directement sous le plan sternal du fœtus pour appliquer l'instrument, en suivant autant que possible les règles ordinaires ; et une fois l'articulation du forceps opérée, on fera des tractions dirigées de manière à entraîner en bas le menton et le front.

Quand, dans les présentations du siége, l'occiput, par hasard ou par suite de l'inadvertance de l'accoucheur, tourne en arrière, deux cas se présentent : ou la tête est fléchie, ou la tête est défléchie.

Dans le premier cas, celui où la tête est fléchie, c'est le menton qui se dégage le premier sous la symphyse pubienne ; on devrait donc favoriser ce mouvement si l'on était obligé d'intervenir, soit avec la main, soit avec le forceps.

Dans le second cas, celui où la tête est défléchie, l'occiput sortira le premier, après avoir parcouru toute la longueur du périnée, il franchira la vulve au niveau de la commissure postérieure ; c'est encore ce mouvement qu'on devrait favoriser si l'on était appelé à appliquer le forceps pour un cas semblable.

Dans certains cas malheureux, après des tractions trop énergiques, la tête du fœtus se sépare du tronc et reste seule dans les parties génitales.

D'autres fois, la décollation aura été pratiquée volontairement, pour faciliter l'application du céphalotribe sur la tête. — Les différentes conditions qui se présentent alors m'ont paru assez intéressantes pour être étudiées à part.

PRÉSENTATION DE L'ÉPAULE. — Aujourd'hui que la classification des présentations est d'une admirable simplicité, nous pouvons dire que le fœtus ne se présentant ni par le sommet, ni par la face, ni par le siége, il y a présentation de l'épaule.

Depuis les observations de madame Lachapelle, on a distingué dans le tronc deux moitiés symétriques et latérales, qui peuvent séparément se présenter au détroit supérieur. Nous aurons donc à étudier deux présentations de l'épaule : celle de l'épaule gauche ou plan latéral gauche, et celle de l'épaule droite ou plan latéral droit. Dans toutes les présentations de l'épaule et dans toutes les positions, l'indication est la même ; il faut terminer l'accouchement par la version aussitôt qu'elle est possible. Les quelques faits d'expulsion spontanée du fœtus, curieux pour le théoricien, doivent être momentanément oubliés par le praticien quand il se trouve en présence d'une présentation de l'épaule.

Les conditions nécessaires pour qu'on puisse entreprendre cette opération, sont : 1° que le col soit dilaté ou dilatable, de manière à permettre l'introduction de la main et le passage de la tête du fœtus ; 2° que l'épaule qui se présente au détroit supérieur n'y soit pas trop fortement engagée et qu'on puisse la rétro-pulser ; 3° que le bassin offre au moins 5 centimètres dans son plus petit diamètre, et l'on comprend ici qu'en donnant cette limite, j'ai présent à l'esprit les observations de M. Bertin sur la version pelvienne exécutée après une céphalotripsie préalable.

On a distingué trois temps dans la version : 1° l'introduction de la main ; 2° l'évolution du fœtus ; 3° l'extraction.

Je n'ai point ici à décrire cette opération ; je me contenterai d'indiquer quelques points intéressants :

1° Toutes les fois que le diagnostic est porté d'une manière certaine, si c'est l'épaule gauche qui se présente, on devra se servir de la main gauche pour faire l'opération ; si, au contraire, c'est l'épaule droite, on devra préférer la main droite. Ce double précepte se fonde sur la situation occupée par les pieds dans les deux positions de chaque épaule. Pour faire mieux comprendre notre pensée, nous prendrons l'épaule droite pour exemple. Dans la première position céphalo-iliaque gauche de cette épaule, les pieds, que l'accoucheur doit aller saisir, sont en arrière et à droite, et la main droite, introduite dans la cavité de l'utérus, aura précisément la face palmaire dirigée vers la place occupée par les pieds.

Dans la deuxième position, céphalo-iliaque droite de l'épaule droite, les pieds de l'enfant sont situés en avant et à gauche.

La version sera difficile avec la main droite ; mais elle serait presque impossible avec la main gauche, par la raison que la face palmaire de la main introduite doit exécuter un mouvement de rotation d'arrière en avant, de droite à gauche, en contournant l'extrémité pelvienne du fœtus. Ce mouvement sera possible par un mouvement de pronation de la main droite ; la main gauche y serait impropre, parce que, conformée sur un plan inverse, pour exécuter ce mouvement elle devrait être portée en supination ; or, chacun sait que la pronation est beaucoup plus étendue et plus facile que la supination.

Quand le diagnostic de la présentation est incomplétement connu, le tronc se présente, mais par quelle plan latéral ? c'est ce qu'il est impossible de décider ; je suppose du moins ici, ce qui arrive dans certains cas difficiles. Il faut alors palper le ventre, et si l'on trouve la tête du fœtus dans la fosse iliaque droite, c'est la main droite qu'on devra introduire ; si la tête au contraire est sentie dans la fosse iliaque gauche, c'est la main gauche qu'on devra préférer. Expliquons pourquoi : la tête étant dans la fosse iliaque droite, nous avons forcément affaire à une première position dorso-antérieure de l'épaule droite, ou à une première position dorso-postérieure de l'épaule gauche ; or, la version est surtout difficile dans les cas dans lesquels les pieds sont placés en avant ; quand les pieds sont dirigés en arrière, quelle que soit l'épaule qui se présente, on les saisira presque aussi facilement avec une main qu'avec l'autre. Pour reprendre notre exemple nous dirons donc : Quand la tête est à gauche, introduisez la main gauche ; si c'est l'épaule droite qui se présente, les pieds sont alors en arrière et vous pourrez encore terminer l'opération avec la main introduite ; si au contraire vous trouvez l'épaule gauche, c'est la main gauche qu'on doit préférer ; nous avons commencé par le démontrer.

Enfin, quand le diagnostic ne donne qu'une seule notion, la présentation du tronc, sans qu'on puisse savoir par quelle épaule il se présente, sans qu'on puisse sentir la tête dans l'une ou dans l'autre des fosses iliaques, il faut alors à tout hasard introduire la main la plus habile, et c'est ordinairement la main droite.

Pour résumer en quelques lignes le manuel opératoire de la version, nous dirons que c'est un moyen artificiel d'amener le fœtus en présentation du siége.

Le premier temps consiste dans l'introduction de la main jusqu'au voisinage des pieds ; le deuxième temps ou évolution ramène de force les membres abdominaux et le pelvis au niveau du détroit supérieur.

Le troisième temps de la version n'est pas autre chose que l'extraction du fœtus telle nous l'avons étudiée dans les présentations du siége, et le plus grand nombre de ses difficultés sont celles que nous avons rencontrées dans le même chapitre.

Un fait cependant nous reste à mentionner, c'est celui de la rétraction tétanique de l'utérus, qui s'applique si violemment sur le fœtus que l'introduction de la main devient complétement impossible. Avec du temps, de la patience et une médication appropriée, on surmonte le plus souvent cet obstacle ; mais il y a des cas dans lesquels on est forcément amené à pratiquer l'embryotomie en séparant la tête du tronc. M. Dubois exécute cette opération à l'aide de longs ciseaux, avec lesquels il divise successivement toute l'épaisseur du cou par de petites incisions répétées en très grand nombre. Quand la décollation est achevée, il suffit de tirer sur l'un des bras pour entraîner le tronc au dehors. Il s'agit maintenant d'extraire la tête ; c'est ce que nous étudierons dans un chapitre subséquent. Je ne veux pas abandonner l'étude des présentations de l'épaule sans faire au moins mention du prolapsus du bras qu'on y observe si fréquemment. Quand la main descend dans les parties génitales, quand surtout elle dépasse la vulve, elle devient un moyen facile de diagnostic. Le prolapsus du bras, qu'on pourrait, au premier abord, redouter comme une complication, servira bien plutôt à faciliter l'évolution du fœtus ; aussi, dans ce but, doit-on avoir le soin d'appliquer tout d'abord un lacs sur l'extrémité du membre, et surtout, quoi qu'il arrive, se bien garder d'en faire l'amputation ; car, toujours inutile, elle peut avoir les plus grands inconvénients.

ARTICLE V.

PRÉSENTATION COMPLIQUÉE PAR LA PROCIDENCE D'UN MEMBRE, OU PAR LA BRIÈVETÉ DU CORDON OMBILICAL.

1. — *Procidence d'un ou de plusieurs membres.*

Sous ce nom de *procidence*, nous entendons la chute d'un ou de plusieurs membres qui, appartenant à une région fœtale autre que celle qui se présente la première, s'engagent néanmoins avec elle au détroit supérieur. Notre définition aura l'avantage d'exclure immédiatement de notre sujet les soi-disant procidences du bras dans les présentations de l'épaule, et les soi-disant procidences du pied dans les présentations du siége, tandis qu'elles ne sont que des particularités des épiphénomènes de ces mêmes présentations.

Nous avons déjà traité de la procidence du cordon dans le chapitre précédent ; nous n'y reviendrons donc pas ici, bien que la procidence d'un membre soit une cause prédisposante à la procidence du cordon. On comprendra facilement que, dans ce dernier cas, la conduite de l'accoucheur sera déterminée par des raisons complexes, mais que de toutes, la plus importante sera celle qui aura trait à la procidence du cordon, non pas qu'elle fasse obstacle à l'expulsion du fœtus, mais parce qu'elle menace très directement sa vie. Le cordon peut cependant, par sa brièveté, son enroulement autour des parties fœtales, devenir une cause de dystocie assez grave pour nécessiter l'extraction du fœtus. Nous parlerons de cette complication, après avoir exposé ce qui est relatif aux procidences des membres.

De ce qui précède il suit que des présentations du siége ne peuvent être compliquées que par la procidence des bras, que des présentations de l'extrémité céphalique, au contraire, peuvent être accompagnées séparément ou tout à la fois, de la procidence des membres thoraciques et des membres pelviens. Nous étudierons successivement ces diverses complications.

PRÉSENTATION DU SIÉGE AVEC PROCIDENCE DES BRAS. — L'une des mains ou les deux mains à la fois peuvent accompagner la présentation du siége ; mais c'est à peine si une procidence de ce genre peut mériter le nom de complication. A mesure que l'extrémité pelvienne s'engagera, les mains resteront élevées, et quand bien même elles descendraient avec elles, elles n'en gêneraient nullement l'expulsion.

PRÉSENTATION DU SOMMET AVEC PROCIDENCE D'UN BRAS. — Il arrive quelquefois que le bras quitte la poitrine et s'engage avec le sommet ; dans la plupart des cas le bras ou la main, placé sur les parties latérales de la tête, ne gênera en rien l'accouchement ; la prudence exige cependant qu'on fasse quelques tentatives pour refouler le bras, car, dans certains cas, rares il est vrai, sa présence dans l'excavation a paru gêner le mécanisme de l'accouchement et devenir la cause de l'application du forceps. M. Chailly a rapporté deux cas de genre dans son livre.

Madame Lachapelle a rapporté, de son côté, dans son neuvième mémoire, deux exemples de procidence du bras dans lesquels la tête resta si élevée qu'on dut terminer l'accouchement par la version.

Obs. — Une femme, âgée de quarante et un ans, bien portante, quoique peu robuste, était enceinte de son neuvième enfant, et à terme.

Le 19 novembre 1810, à quatre heures du matin, premières douleurs. On sent la tête au détroit supérieur, dans la première position ; elle paraît peu volumineuse. La main droite est glissée sous elle. Les membranes ne tardèrent point à s'ouvrir, et les eaux s'écoulè-.

rent lentement et presque sans douleur pendant le jour et la nuit suivante.

Le 20, fièvre, diarrhée, vomissements, céphalalgie, accablement, douleurs presque nulles, dilatation complète. La tête semblait avoir remonté, et le bras s'allongeait de plus en plus dans le vagin ; c'est pourquoi la version fut décidée, etc. (Madame Lachapelle, t. III, p. 263.)

Présentation du sommet avec procidence des deux bras. — Cette complication n'exclut pas la possibilité d'une expulsion spontanée, cependant on comprendra facilement que si la procidence d'un bras dans l'excavation a pu nécessiter l'intervention de l'art, la procidence des deux bras exigera plus souvent encore l'extraction du fœtus. Dans un cas de ce genre, l'accoucheur devrait donc essayer de refouler les membres thoraciques au-dessus du détroit supérieur, et si ses efforts étaient inutiles, il devrait terminer l'accouchement par la version pelvienne pendant qu'elle serait possible, pour éviter plus tard une application de forceps qui serait rendue difficile par l'élévation de la partie et par la présence des deux mains, qu'on doit éviter de saisir avec l'instrument.

Présentation du sommet avec procidence d'un pied. — La présence d'un pied au-devant du sommet est une complication plus grave que les précédentes ; on devra donc, aussitôt qu'elle aura été reconnue, chercher à la réduire, et, si ces efforts sont infructueux, à pratiquer la version pelvienne qu'on favorisera en repoussant en haut le sommet. Si l'engagement de la partie fœtale était assez complet pour rendre cette manœuvre impossible, on devrait recourir à une application de forceps, en ayant soin de laisser le pied en dehors des cuillers.

Présentation du sommet avec procidence de plusieurs membres. — Comme nous avons étudié plus haut la procidence des deux bras, il est évident qu'ici il ne sera question que de ces procidences multiples dans lesquelles on rencontre au moins l'un des pieds. Le cas que nous examinons ici

est le plus grave de tous, car on ne doit pas espérer la terminaison spontanée de l'accouchement ; il faut donc chercher
aussitôt que possible à pratiquer la version qu'on rendra
quelquefois plus facile par l'application d'un lacs sur le pied
prolabé. D'autres fois c'est au forceps qu'on devra avoir recours, et même dans certains cas on a dû pratiquer la crâniotomie : « Dans le courant de décembre 1835, on amena à
la Clinique une femme chez laquelle le bras gauche et un
pied se présentaient au détroit supérieur. Le bassin était sensiblement rétréci et ces parties n'avaient été amenées ainsi au
détroit supérieur avec la tête, que par suite de tentatives de
version mal dirigées ; l'utérus était tellement rétracté que,
quand même le bassin aurait été bien conformé, on n'aurait
pas dû songer à faire la version ; l'enfant avait cessé de vivre ;
on pratiqua la céphalotripsie (1). L'opération fut faite avec
beaucoup de promptitude et sans que les organes maternels
aient eu le moins du monde à en souffrir ; mais la femme,
épuisée par un travail prolongé et par des souffrances de tout
genre, expira quelques jours après sa délivrance. »

PRÉSENTATION DE LA FACE AVEC PROCIDENCE D'UN OU DE PLU-
SIEURS MEMBRES. — Dans les présentations de la face on peut
retrouver les mêmes genres de procidences que pour les présentations du sommet, elles réclament le même traitement ;
nous n'avons donc pas à exposer de nouveau chaque cas particulier. D'une manière générale, nous ferons seulement remarquer que l'accouchement par la face étant moins favorable que l'accouchement par le sommet, que son mécanisme
demandant plus de temps et plus d'efforts, le pronostic est
plus défavorable que dans les procidences qui accompagnent
la présentation du sommet. On trouve dans le livre de M. Cazeaux l'observation très détaillée d'un fait de présentation
de la face avec procidence du pied gauche, coïncidant avec
un rétrécissement du bassin de 8 centimètres, pour lequel
l'opérateur fut obligé de pratiquer la céphalotripsie. Le même
auteur rapporte un fait analogue, observé par le docteur Le-

(1) Chailly, *Traité des accouchements*, p. 496.

flem (de Pontrieux), dans lequel l'accouchement fut impossible, et la femme mourut, pendant qu'on attendait les instruments propres à pratiquer l'embryotomie.

§ II. — Briéveté du cordon.

Le cordon ombilical peut n'offrir que quelques centimètres de longueur, c'est ce qu'on peut appeler la brièveté absolue. D'autres fois, bien qu'il ait acquis son développement ordinaire, il est enroulé de telle façon autour des parties fœtales, qu'il ne permettra que très difficilement l'expulsion du fœtus sans le tiraillement et le décollement du placenta. Cette brièveté du cordon est quelquefois fort difficile à reconnaître tant que le fœtus est contenu dans les parties génitales. Qu'on soupçonne ou non cette cause de dystocie, le retard apporté à l'accouchement peut cependant nécessiter l'extraction du fœtus ; cette intervention pourra être rendue plus pressante encore, quand survient une hémorrhagie causée par le tiraillement que le cordon exerce sur le placenta.

Quand la tête du fœtus est parvenue au dehors du vagin, on le voit dans ces circonstances se porter sur l'un des côtés de la vulve, pendant que le tronc se dégage, et le corps du fœtus reste appliqué contre les parties génitales maternelles. Dans un fait de ce genre, l'accoucheur eut même quelque peine à faire glisser ses doigts assez haut sur le cordon, pour en pratiquer la section en lieu convenable.

Quand la brièveté du cordon est relative et qu'elle est produite par son enroulement autour d'une partie fœtale, deux cas principaux peuvent se présenter : 1° l'enfant s'avance la tête la première et de nombreux circulaires enlacent le cou ; 2° l'enfant naît en présentation du siége et le cordon ombilical forme une anse qui passe entre les cuisses ou qui s'enroule autour du tronc. L'accoucheur, dans ces deux cas, est obligé d'intervenir de la même façon : après avoir essayé en vain de dérouler le cordon, s'il constate que son enroulement gêne l'expulsion des parties fœtales qui restent encore dans l'excavation, il doit le couper, le lier ou le comprimer avec le doigt et achever l'accouchement le plus rapidement possible. Il suffit de faciliter le dégagement des épaules dans la présentation du sommet, le dégagement de la tête dans la présentation du siége.

CHAPITRE III.

RÉTENTION DE LA TÊTE FOETALE SÉPARÉE DU TRONC.

La décollation résultant de tractions excessives ou mal dirigées sur le tronc, et la rétention de la tête qui en est la conséquence, n'étaient pas rares autrefois. Les accoucheurs de la fin du XVIIe siècle et ceux du XVIIIe se sont beaucoup étendus sur cet accident ; la partie théorique de leurs ouvrages en traite longuement ; leurs recueils d'observation en fournissent de nombreux exemples ; leur appareil instrumental abonde en inventions plus ou moins ingénieuses, en moyens d'extraction plus ou moins heureux. Les crochets mousses et aigus, les tire-tête de toute espèce tiennent une grande place dans le vieux *armentarium Lucinæ*, tandis qu'à peine quelques-uns de ces instruments figurent-ils dans l'*armentarium Lucinæ novum*. L'intelligence plus généralement répandue des procédés et des ressources de la nature, les progrès de l'art, l'application mieux entendue des moyens dont il dispose, l'introduction dans la pratique des accouchements, d'abord du forceps, et plus tard du céphalotribe, ont apporté de grands changements dans tout ce qui est relatif à la rétention de la tête séparée du tronc. Ce qui était fréquent est devenu rare ; ce qui était considéré comme terrible et effrayant n'inspire plus généralement qu'une préoccupation modérée ; ce qui était d'une exécution difficile et peu sûre s'accomplit non sans peine, mais au moins sans danger dans un grand nombre de cas.

Est-ce à dire que de nos jours, où la pratique des accouchements est plus éclairée, plus habile, il n'arrive jamais que le tronc se trouve séparé, et qu'on ne puisse être appelé pour extraire la tête retenue dans les organes naturels ? N'y a-t-il plus d'enfants morts et putréfiés dont le col se déchire avec une facilité extrême ? plus d'hydrocéphalie méconnue dans un accouchement par l'extrémité pelvienne ? plus de tête qui se défléchisse ? plus d'orifice incomplétement dilaté ou spasmodiquement rétracté qui la retienne ? plus de bassin vicié qui l'empêche de descendre, plus de mains trop pressées d'agir ? plus d'opérateurs inattentifs ou malhabiles ? Toutes ces causes de l'accident qui nous occupe subsistent encore, sans parler des cas où la détroncation aura pu être, à tort ou à raison. volontairement opérée sur un enfant mort; dans le but de rendre possible ou plus facile l'extraction de la tête. Que de causes nombreuses susceptibles de se combiner diversement, et que de différences entre elles au point de vue du pronostic et du traitement!

Le cou d'un fœtus mort et putréfié cède à des tractions trop peu ménagées ou mal dirigées ; la tête étant déjà engagée, n'ayant nul obstacle sérieux à vaincre de la part du bassin ou de l'orifice de l'utérus, n'est-ce pas là une circonstance peu défavorable ? car, rien ne sera plus facile que de saisir la tête et de l'entraîner au dehors. Qui songerait à considérer comme bien fâcheuse la rupture du cordon, quelle qu'en ait été la cause, lorsque le placenta est déjà en partie dans le vagin et facile à saisir ? Ces deux cas ne sont-ils pas comparables et aussi peu graves l'un que l'autre ? Mais qu'une tête restée dans les parties maternelles présente au bassin des diamètres peu favorables à son expulsion ou à son extraction ; qu'elle offre, par une cause quelconque, des dimensions exagérées , que, sans excès de volume, elle ait à traverser un canal osseux vicié et obstrué ; qu'elle ait (circonstance peut-être plus fâcheuse encore) à franchir un orifice utérin dont la dilatation n'ait jamais été complète, dont le retrait, prompt et

considérable, ait été porté jusqu'à la rétraction spasmodique,
les difficultés deviennent véritablement grandes ; et que ne
sont-elles pas quand plusieurs de ces circonstances fâcheuses
se trouvent réunies !

Que dans ces cas, simples ou compliqués, faciles ou difficiles, le devoir de l'accoucheur soit d'intervenir, que l'extraction soit nécessaire, c'est ce qui ne saurait être mis en
doute. L'expectation ou l'abstention ne sont-elles pas cependant quelquefois indiquées ? Quand en l'absence d'accidents,
et pour laisser reposer la femme, on a cru devoir différer la
reprise des tentatives, n'a-t-on pas vu quelquefois l'action de
l'utérus se réveiller, devenir efficace, suffisante, et la tête
longtemps retenue, être tout à coup expulsée sans le secours
de l'art ? En 1798, Flamant, de retour avec quelques élèves
auprès d'une femme à laquelle vingt et une heures de repos
avaient été accordées, après de vaines tentatives, ouvrait
dans la pièce voisine une discussion sur la conduite à tenir,
quand on vint lui annoncer que l'expulsion brusque de la
tête rendait désormais toute intervention inutile. N'est-il donc
pas permis d'espérer quelquefois un pareil résultat, quand
les circonstances n'exigent pas une extraction immédiate ?
Une expectation de quelques heures, pendant lesquelles le
spasme utérin peut cesser, la tête exécuter quelques mouvements favorables, s'effiler pour mieux s'engager ; une expectation qui permet d'ailleurs l'emploi quelquefois si nécessaire
et presque toujours si utile des ressources ordinaires de la
thérapeutique, ne doit-elle pas entrer dans les calculs d'un
accoucheur prudent ? Oui, sans doute, mais à la condition
qu'ici comme ailleurs, l'expectation sera vigilante, l'art toujours prêt à agir au besoin.

Si l'expectation est quelquefois une règle, l'abstension peut
être aussi un devoir. La vie va s'échapper ; qu'espérer d'une
intervention si tardive ? En pareil cas il faut toujours avoir
présent à l'esprit l'exemple de Rœderer : *Operatione abstinui,*

dit-il, *ne interficere me dicerent cui servandæ impar fueram* (*Opusc. méd.*, p. 195).

Quand il n'y a ni nécessité, ni avantage à attendre, ou quand, après avoir attendu et utilisé ce temps de repos, l'art doit enfin intervenir, il faut agir avec décision, avec persévérance, patience et douceur. Que de malheurs n'ont pas produits la précipitation et la violence! Aussi avant de procéder à une manœuvre quelconque, il ne faut pas oublier de constater le résultat des tentatives antérieures ; autrement bien des lésions, et quelquefois des lésions très graves, dont l'accoucheur serait innocent, resteraient à sa charge bien injustement.

Le cas évidemment le plus simple et le plus facile est celui où la tête est en partie descendue dans l'excavation, en partie déjà dans le vagin, et n'a pas suivi le tronc, parce que le ramollissement putride du fœtus avait singulièrement affaibli la résistance du col. Souvent la bouche ne sera pas bien loin ; les doigts portés dans cette ouverture saisiront la mâchoire inférieure, l'abaisseront, feront basculer la tête et l'entraîneront suivant l'axe des ouvertures qui lui restent à franchir. Son petit volume permettra quelquefois, le peu de solidité de la mâchoire exigera, dans quelques cas, que la main, introduite tout entière, glisse jusque sur la voûte du crâne, l'embrasse de sa paume et opère l'extraction en se retirant. Rarement les crochets seront nécessaires ; plus rarement sera-t-on obligé de saisir la tête avec le forceps ou de la réduire avec le céphalotribe.

S'il ne s'agit pas d'un enfant putréfié ; si l'accident est résulté d'une déflexion considérable ; si les tractions sur la mâchoire ont été très difficiles, incomplètes, insuffisantes, mal combinées avec celles exercées sur le tronc, de telle sorte que tous les efforts aient porté sur celui-ci, et par conséquent sur le col, conséquences fâcheuses qu'une adroite application de forceps eût évitées, la tête, fût-elle déjà assez basse, sera moins facilement extraite que dans le premier cas. Son volume plus considérable, sa solidité plus grande, rendront plus difficiles les mouvements propres à corriger les rapports vicieux qui se sont opposés à sa progression régulière, et qu'il faut faire cesser pour en rendre l'extraction possible. C'est encore en allant chercher et en abaissant le menton qu'on mettra le plus grand diamètre de la tête en rapport avec la ligne centrale du canal pelvien, et ses plus petits avec les plus grands diamètres de ce canal, pour agir ensuite soit avec la main seule, soit avec le forceps. C'est encore à l'aide d'un crochet aigu implanté sur un point solide et résistant d'un tire-tête poussé à l'intérieur du crâne par la partie supérieure du canal vertébral et le grand trou occipital, et mieux encore à l'aide du céphalotribe avec ou sans perforation préalable, qu'on opérera l'extraction, si l'impossibilité de ramener la tête à une meilleure position ne laisse pas d'autre ressource applicable.

Les vraies, les grandes difficultés, se rencontrent surtout dans le cas où la tête sera restée au-dessus du détroit supérieur, peut-être plus encore dans celui où elle sera retenue et incarcérée dans un utérus dont l'orifice est fortement rétracté, et tout naturellement au plus haut degré dans le cas où ces deux obstacles se trouveront réunis.

La tête, restée seule, sera mobile ou non, retenue au-dessus du détroit supérieur par un obstacle mécanique, rétrécissement ou obstruction, plus ou moins difficile à franchir, ou par son excès de volume naturel ou pathologique. Si l'orifice utérin est libre, dilaté ou facilement dilatable, la main pourra pénétrer pour agir diversement, les instruments être introduits pour fixer, perforer, broyer, extraire. Suivant le degré de viciation ou d'obstruction, tantôt la main suffira et, comme dans les cas plus simples indiqués plus haut, le menton, c'est-à-dire l'extrémité de diamètre occipito-mentonier, sera saisi, abaissé, entraîné, et avec lui la tête tout entière dans la direction la plus favorable ; tantôt, la voie étant plus étroite, la main, même après la rotation de la tête, sera insuffisante ; la mâchoire cédera aux tractions sans que le reste s'engage en aucune façon ; tantôt la tête, trop fortement embrassée par l'utérus, n'obéira à aucune impulsion, la base du crâne avec le tronçon du col continue de se présenter, et la main, sans prise pour agir, ne pourra même rien tenter, si bien qu'alors le tire-tête, si l'étroitesse n'est pas trop grande, le forceps, également dans les cas de rétrécissement modéré, la perforation par le point le plus facilement accessible, et la céphalotripsie, si l'obstacle est trop considérable, resteront, avec les crochets aigus, d'une application malheureusement difficile et peu sûre à cette hauteur, les seules ressources véritablement utiles.

Il n'est guère possible que le rétrécissement soit porté au point que l'extraction par les voies naturelles ne puisse avoir lieu. La voie qui a livré passage au tronc sera toujours assez large pour laisser passer la tête vidée et broyée au besoin, s'il n'y a pas d'ailleurs d'autres obstacles. L'opération césarienne, comme ressource extrême, est donc ici hors de cause.

Plût à Dieu que, dans le dernier cas dont il nous reste à parler, on ne fût jamais acculé à cette extrémité redoutable ! Tout l'obstacle gît alors, à moins de complications qui aggraveraient encore singulièrement l'état des choses, dans la dilatation inachevée, dans le resserrement naturel, dans la rétraction spasmodique de l'orifice utérin. L'expectation, les bains, les saignées, les narcotiques, les antispasmodiques, les anesthésiques, tout a échoué. Il n'y a plus à différer ; le moment d'agir est venu. La dilatation forcée, mais lente, méthodique, progressive, sera l'unique voie de salut, le seul moyen d'arriver jusqu'à la tête, d'avoir prise sur elle avec la main et les instruments, l'acte préalable indispensable pour opérer l'extraction. Il y aura malheureusement en ce genre des obstacles absolument invincibles, des cas où la femme épuisée devra succomber, sans que l'accouchement soit achevé, et où cette perspective, toute affreuse qu'elle puisse être, ne justifierait pourtant pas certaines témérités opératoires. L'opération césarienne permettrait sans doute d'extraire la tête. Dans ces circonstances d'une extrême gravité, donnerait-elle le moyen de sauver la vie en péril? Ne précipiterait-elle pas au contraire une mort devenue inévitable, au grand préjudice de l'art et de ceux qui l'exercent.

CHAPITRE IV.

ACCOUCHEMENT GÉMELLAIRE; FŒTUS ISOLÉS.

La distension quelquefois énorme, et, par suite, la faiblesse des contractions et l'inertie de l'utérus ; l'élévation de la partie qui s'engage, la décomposition et la perte des forces expultrices n'arrivant pas directement sur l'enfant qui se présente au détroit supérieur, la fréquence des présentations du siége, de l'épaule, les positions vicieuses, etc., etc., toutes ces causes réunies font que dans les grossesses gémellaires le travail marche moins vite, qu'il peut survenir des accidents, des complications qui nécessitent l'intervention de l'accoucheur. Mais toutes ces causes ont déjà été étudiées à part dans les chapitres précédents, nous ne nous y arrêterons pas davantage.

Nous n'avons à examiner les difficultés de l'accouchement dans les grossesses gémellaires qu'au point de vue des obstacles et des accidents qui peuvent être déterminés par le fait même de la présence de deux ou de plusieurs fœtus dans l'utérus, et par la gêne réciproque que l'un des fœtus peut apporter à la sortie de l'autre.

Mais avant de pénétrer plus loin dans cette étude, nous croyons utile d'établir les divisions suivantes : 1° les fœtus sont multiples et isolés ; 2° les fœtus sont multiples et adhérents. Nous en avons fait deux chapitres distincts. Dans le premier cas les fœtus peuvent occuper : *a*. la même cavité utérine; *b*. chacun une loge séparée dans un utérus bicorne.

ARTICLE PREMIER.

FŒTUS ISOLÉS ET MULTIPLES CONTENUS DANS LA MÊME CAVITÉ DE L'UTÉRUS.

Une circonstance spéciale à la grossesse gémellaire peut se présenter : une femme vient d'expulser naturellement un premier enfant, et le deuxième se présente au détroit supérieur dans une position favorable à l'accouchement. Mais le placenta peut se décoller ; il s'écoule du sang en assez grande quantité, le travail se suspend pendant un quart d'heure, vingt minutes, une heure ; l'état de la mère s'aggrave, les battements du cœur du deuxième fœtus, que l'on entendait parfaitement bien quelques instants auparavant, deviennent irréguliers. Dans ces circonstances, on le voit, il y a nécessité d'intervenir, la mère perd du sang en grande abondance. On craint le décollement en partie ou en totalité du placenta, qui peut être commun aux deux fœtus. On ne peut donc pas faire la délivrance comme nous la ferions dans une grossesse ordinaire ; cependant le temps presse, il faut agir. L'indication est formelle : il faut extraire le deuxième enfant, soit avec le forceps ou par la version, selon la présentation, puis procéder aussitôt à la délivrance, en même temps que l'on donnera quelques doses de seigle pour favoriser la rétraction de l'utérus.

On voit ainsi comment dans une grossesse gémellaire, alors que selon toute apparence l'expulsion du fœtus devrait avoir lieu bien naturellement, un accident survenu après l'expulsion du premier enfant vient changer subitement les indications et nécessiter une prompte intervention du chirurgien, à moins d'exposer le deuxième enfant à une mort certaine, ou la mère à de grands dangers. Quant aux moyens à employer, ils consisteront dans l'application du forceps ou dans la version. Cette dernière devra avoir la préférence, à moins d'indications toutes spéciales, car, entre autres avantages, elle aura celui d'exciter la face interne de l'utérus et de réveiller les contractions.

153

La présence de deux ou de plusieurs fœtus peut, dans certains cas, rendre l'accouchement difficile et nécessiter des précautions particulières. Plusieurs cas peuvent se présenter.

A. Les deux têtes peuvent se présenter simultanément au détroit supérieur et gêner l'expulsion (obs. d'Allan, *Transact. médic.-chirurg.*, vol. XII; et obs. de Smellie, p. 403, t. III).

B. Il peut y avoir au début du travail une présentation d'un pied, d'un genou, d'une fesse de l'un des fœtus et de la tête du second jumeau (obs. de madame Lachapelle, du docteur Hœrich), ou bien au contraire la présentation de la tête précédera l'apparition d'un pied de l'autre fœtus (obs. du docteur Carrière), et ces deux variétés présenteront les mêmes symptômes.

C. La tête d'un enfant et le tronc d'un autre se présenteront en même temps (obs. de M. Jacquemier).

D. Les pieds et une ou plusieurs mains de plusieurs fœtus s'engageront au même moment (obs. de Plessmann rapportée dans le *Traité* de M. Cazeaux, p. 710).

§ I. — Les deux têtes se présentent au détroit supérieur.

Nous ferons tout d'abord remarquer que rarement les deux fœtus présenteront la tête en même temps, on comprend aisément, en effet, la difficulté de cette présentation; en raison du volume de ces organes à l'état normal, et de la forme de la cavité utérine. Aussi cette complication est-elle très rare, et quand elle a été rencontrée, n'avait-elle lieu que lorsque le volume de la tête était au-dessous des dimensions qu'elle acquiert lors de son complet développement, quand le fœtus est parvenu à sa parfaite maturité.

En effet le bassin ayant ses dimensions ordinaires, deux têtes d'un volume normal ne pourront assez s'engager pour se gêner mutuellement dans leur expulsion, de telle sorte que, quand bien même encore au début du travail, les deux têtes se présenteraient au détroit supérieur, à mesure que l'une s'engage, l'autre remonte dans la cavité utérine, pour lui laisser le champ libre, ainsi que le démontre l'observation de Smellie. En s'appuyant sur ces mêmes considérations, il est aisé de comprendre aussi que cette présentation des deux têtes en même temps puisse avoir lieu lorsque, par exemple, un enfant parfaitement conformé se trouve dans la cavité utérine, en même temps qu'un fœtus qui aurait subi un arrêt de développement.

Dans ces circonstances il ne faudra pas se hâter d'avoir recours aux grands moyens. On devra chercher à refouler en haut dans la cavité utérine, avec le doigt ou la main tout entière introduite dans le vagin, la tête la plus mobile, et si, malgré des tentatives souvent renouvelées et répétées avec persévérance, il avait été impossible de prévenir l'engagement simultané des deux têtes, et si l'on prévoyait que l'accouchement naturel fût impossible, le moment serait venu pour agir d'une manière plus énergique,

Observation de Smellie. — (*Recueil* xxxvii.)

Le premier enfant au passage ; la fontanelle se présentant ; les membranes du second poussées au-devant des membranes du premier ; les deux enfants présentant la tête (1753).

On me pria de venir voir une femme d'une constitution tendre et délicate, qui avait eu beaucoup de peiné à son premier travail. On m'appela pour elle sur le soir, et je trouvai l'orifice de l'utérus fort peu dilaté. La tête de l'enfant se présentait, mais les douleurs étaient faibles et rares. Comme je m'attendais que le travail serait long comme le précédent, j'envoyai quérir madame Maddocks, ma sage-femme, pour garder la malade, et je lui recommandai de m'appeler quand l'accouchement serait près de se faire. Au bout de deux heures, on vint m'avertir, et je trouvai l'orifice de l'utérus fort ouvert et les membranes poussées hors de l'orifice externe qui avait quelque chose d'extraordinaire au toucher. Lorsque j'introduisis mon doigt dans le vagin, je sentis que ces membranes et ces eaux étaient comme à côté de la tête. Comme l'orifice de l'utérus était bien dilaté, et que ces membranes, avec une petite quantité des eaux, pendaient hors des parties externes, je les déchirai ; mais, à la douleur suivante, ayant touché la malade, je trouvai un autre paquet de membranes et d'eaux au-devant de la tête. Je sentis de plus à travers que la fontanelle se présentait, et par le moyen des sutures, que le front était du côté gauche et le vertex du côté droit. Craignant que cette posture ne causât un long travail, je repoussai en haut le front, afin de donner lieu au vertex d'avancer. En faisant ce mouvement, les membranes se rompirent, et la tête fut poussée immédiatement vers la partie inférieure du bassin. A l'aide de deux ou trois douleurs encore, quoique la fontenelle se présentât dans le milieu, néanmoins comme l'enfant était petit, je tournai la face et le front vers les parties postérieures du bassin et la concavité du sacrum et le vertex sous le pubis, et il fut bientôt délivré. Après avoir lié et coupé le cordon et donné l'enfant à tenir à un assistant, j'examinai la malade pour voir si le placenta venait, mais à sa place je sentis la tête d'un autre enfant qui se présentait, et comme je ne sentis au-devant ni eaux ni membranes, j'en tirai la conclusion que c'étaient ces membranes qui avaient paru les premières. Le vertex se présentait. La malade ressentait de nouvelles douleurs et n'avait été aucunement affaiblie par le premier travail ; les membranes ayant été rompues et les eaux écoulées, il aurait été imprudent de retourner l'enfant et de l'amener par les pieds, comme j'avais coutume de le faire dans les autres cas où les membranes n'étaient pas rompues, Pour lors je ne dis pas à la malade que c'était un second enfant, de peur qu'elle se chagrinât, mais je lui dis que j'avais coutume d'attendre pour voir si le placenta ne viendrait pas de lui-même et sans peine par le moyen des arrière-douleurs, et le second enfant n'ayant pas fait attendre longtemps après lui, donna beaucoup de joie à la mère et à ceux qui étaient présents. Les deux placentas vinrent ensemble en forme de gâteaux. (Smellie, t. III, page 402.)

La version pourra rarement être pratiquée en raison même de la difficulté, sinon de l'impossibilité d'introduire la main dans l'utérus ; et d'ailleurs quand cette introduction serait faite, serait-il facile d'aller saisir les pieds de l'enfant qui est le premier engagé ? Ne courrait-on pas le risque de se tromper, si surtout les deux poches étaient rompues, et enfin, pendant qu'on exécuterait la version, pourrait-on empêcher l'engagement de la deuxième tête qui viendrait alors, comme dans les cas que nous allons étudier dans un instant, reproduire un obstacle invincible à l'extraction de l'un et de l'autre fœtus?

C'est donc au forceps qu'il faudra avoir recours : on saisira la tête qui est la plus engagée, et l'on essayera des tractions. Si cependant elles restaient infructueuses, si l'état de la mère l'exigeait, et si surtout on pouvait être assuré de la mort du fœtus, il n'y aurait plus à hésiter, la crâniotomie devrait être pratiquée. Peut-être par cette opération pourrait-on sauver la mère, et offrir au deuxième enfant quelques chances de vie.

Mais s'il est rare de rencontrer dans une grossesse gémellaire une présentation des deux extrémités supérieures en même temps, et si nous n'avons pu trouver dans nos recherches que l'exemple cité par Allan dans les *Transactions médico-chirurgicales*, vol. XII, et celui de Smellie, dans lesquels les deux têtes étaient volumineuses, et ont pu être expulsées naturellement, il est plus fréquent de rencontrer la présentation d'un pied, d'un genou, de la fesse et d'une tête, ou de plusieurs pieds appartenant à des fœtus différents.

§ II. — Présentation d'un membre pelvien de l'un des fœtus et de la tête de l'autre.

Lorsque le premier enfant se présente par les pieds, soit spontanément, soit à la suite de la version, la plus grande partie du tronc est extraite facilement, mais la tête peut être arrêtée au-dessus du détroit inférieur. Ce n'est alors le plus souvent qu'après de nombreuses tentatives d'extraction sans résultat qu'on pourra reconnaître la cause de l'obstacle à l'accouchement.

Ainsi, dans l'observation de madame Lachapelle que nous relatons plus bas, ce ne fut que lorsque le premier fœtus, dégagé jusqu'au cou, ne put être extrait totalement, que l'illustre sage-femme, voulant connaître la cause extraordinaire des difficultés qu'elle rencontrait, reconnut l'existence de la tête d'un second enfant, qui se trouvait inférieurement placée à celle du premier, en sorte que l'excavation pelvienne était occupée à la fois par la tête du second et le cou du premier. C'est un fait analogue que nous avons fait représenter ici, et que nous avons emprunté à une planche publiée en Allemagne.

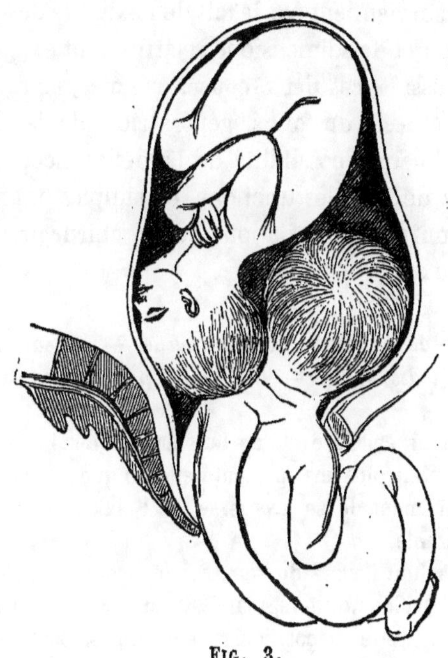

Fig. 3.

De même, dans celle du docteur Hœdrich, le premier fœtus s'étant présenté par le genou droit et le tronc étant amené au dehors, la tête restait invinciblement arrêtée dans les organes maternels par la tête d'un second jumeau prématurément descendue dans l'excavation pelvienne, et qui était venue ainsi empêcher la descente de la tête du premier.

Il ressort quelques particularités importantes de la lecture des observations, c'est que toujours les fœtus étaient peu volumineux, quelquefois le bassin élargi, comme dans le cas du docteur Hœdrich. Dans d'autres cas il n'existe qu'une seule et même poche pour les deux fœtus, comme cela a été vu dans la même observation. C'est à cet heureux concours de circonstances que l'on a dû de pouvoir à la fois introduire la main, reconnaître la nature de l'obstacle, et tenter des manœuvres qui ont eu le plus heureux résultat, comme dans l'observation d'Hœdrich. Et, chose singulière, tandis que ces complications surviennent par le fait de l'exiguïté des produits de la conception et des dimensions relativement exagérées du bassin, c'est aussi à ces deux causes réunies, élargissement du bassin et petitesse du fœtus, génératrices de la dystocie, qu'il faut attribuer la possibilité de la délivrance, dans certains cas, par de simples tractions, de simples manœuvres, sans avoir recours aux mutilations que le chirurgien est toujours si heureux d'éviter.

Obs. — *Position de la fesse ou hanche gauche.* — *Jumeaux.* — *Procidence des mains.* — *Extraction par les pieds.*

La femme n'était enceinte que de huit mois et demi ; faible et valétudinaire, elle était plus mal portante encore que de coutume, depuis le commencement de sa grossesse, et l'abdomen avait pris un volume considérable.

Le 7 mars, à huit heures du soir, commencèrent les douleurs de l'enfantement ; l'orifice utéro-vaginal était en arrière et à gauche, à peine entr'ouvert. Cette disposition rendait impossible l'appréciation de la partie présentée par le fœtus.

Dans la nuit, les douleurs prirent une force nouvelle ; à six heures du matin, la dilatation était complète. A onze heures (8 mars), on sentit, à travers les membranes, les deux mains du fœtus précédant une partie volumineuse. Je rompis les membranes, et reconnus bientôt que cette dernière partie était la hanche gauche, ou plutôt la fesse gauche disposée de telle sorte que le coccyx était à gauche de la mère, la crête iliaque en avant, et le sillon périnéal en arrière. Cette situation était évidemment due à une première position des fesses altérée par l'obliquité du fœtus. Lui-même avait si peu de volume

que la hanche s'engagea dans le haut de l'excavation, malgré les efforts que je faisais pour la repousser, afin de saisir et de dégager
plus facilement les pieds. Pendant cette lutte, la main gauche s'échappa dans le vagin ; je la fixai au dehors au moyen d'un lacs, et
j'allai prendre le pied gauche, qui, le premier, se présenta sous ma
main. Je m'en servis avec avantage pour faire descendre et diriger
convenablement le fœtus ; le membre inférieur droit se releva devant
l'abdomen et le thorax, et il se trouva dégagé en même temps que
ce dernier : presque en même temps aussi sortirent l'épaule et le bras
gauche, que j'avais maintenu au dehors. Quant au bras droit, son
dégagement fut aussi simple et aussi facile : en effet, la main droite
s'était appliquée sur les lombes du fœtus ; elles sortirent avec elle,
et il nous suffit de tenir le bras appliqué contre le tronc pour obtenir le dégagement presque spontané de l'épaule droite comme de la
gauche.

La tête offrit seule une résistance que les doigts introduits dans la
bouche ne pouvaient parvenir à vaincre. En cherchant quel était
l'obstacle qui nous arrêtait ainsi, je rompis les membranes d'un second enfant. La tête de celui-ci se trouva inférieure à celle du premier, en sorte que l'excavation était à la fois occupée par la tête du
second et par le cou de l'autre : heureusement ces deux têtes étaient
peu volumineuses, et les deux enfants furent extraits ensemble. Le
premier, trop comprimé, n'a pas survécu à l'extraction ; le second
vivait, mais il périt peu de temps après sa naissance. Quant à la
mère, elle n'éprouva pas le plus léger accident.

L'enfant dont la naissance se rapporte surtout à notre sujet, c'est-
à-dire le premier né, était, avons-nous dit, d'un fort petit volume ;
sa petitesse tenait à la fois et au terme peu avancé de la grossesse et
à la présence d'un jumeau.

Cette même petitesse a produit plusieurs effets remarquables :

1° L'obliquité du fœtus plus considérable de beaucoup que celle de
l'utérus, qui était saillant en avant plutôt à cause de son volume qu'à
cause d'une inclinaison réelle ;

2° La tendance de l'extrémité pelvienne du fœtus à s'engager dans
le bassin malgré la main qui cherchait à la repousser ; cette tendance
aurait pu peut-être déterminer une réduction spontanée, et, par suite,
amener nu accouchement naturel ;

3° La procidence complète d'une main, circonstance dont nous
profitâmes pour nous assurer le dégagement presque spontané d'une
épaule, en fixant le membre au dehors ;

4° La facilité avec laquelle descendit le fœtus, quoique nos tractions fussent exercées sur un seul membre : ce membre, il est vrai, était le plus convenable pour une semblable opération , mais un fœtus aussi petit aurait pu être extrait encore, sans grande difficulté, dans le cas contraire ;

5° La facilité avec laquelle les fesses traversèrent les passages malgré l'addition du volume d'une cuisse relevée à leur volume particulier ;

6° La sortie du bras droit en même temps que celle du tronc : une disposition semblable à celle qui existait ici aurait infailliblement produit, sur un fœtus plus volumineux, l'élévation du bras en arrière et son croisement sur la nuque ;

7° Cette petitesse, jusque-là si favorable, fut cause encore du dernier accident : elle permit à la tête de l'autre jumeau de s'engager dans le bassin avant que celle du premier fœtus y eût pénétré. Celle du second comprimant et allongeant fortement le cou du premier, détermina chez lui l'apoplexie et la mort : le second avait peu souffert, mais il était naturellement si faible et si débile qu'on ne put entretenir la vie qu'on lui avait conservée. (Lachapelle, *Traité des accouchements*, édition de 1825, t. II, quatrième mémoire, n° xx.)

Obs. — *Accouchement de jumeaux, dans lequel l'extraction de la tête du premier, après la sortie du tronc, était empêchée par l'engagement de la tête du second ; par M. le docteur* Hœdrich.

« Au mois de novembre 1841, je fus appelé chez la femme d'un
» cordonnier, primipare, dont l'accouchement, au dire d'une sage-
» femme et d'un jeune médecin qui m'avait précédé, présentait des
» circonstances insolites et des difficultés extraordinaires.

» Je trouvai en effet, à mon arrivée, un premier jumeau qui s'é-
» tait présenté par les genoux, dont le tronc était au dehors et la
» tête encore retenue dans les organes maternels. L'obstacle à l'ex-
» pulsion de cette première partie n'était autre que la descente
» prématurée de la tête du second jumeau. Une application de for-
» ceps avait été tentée sans succès. La matrice était tombée dans
» une inertie presque complète ; la femme était très épuisée et quant
» à l'enfant dont le tronc pendait au dehors, l'état du cordon qui
» était froid et ne battait plus, ne laissait guère d'espoir de le sau-
» ver. J'introduisis d'abord la main gauche dans le vagin en la fai-

» sant glisser au-dessous du cou du côté gauche du bassin ; mais je
» ne pus pénétrer bien loin à cause de l'étroitesse de l'espace ; et me
» portant de l'autre côté, je parvins jusqu'au détroit supérieur, sur
» lequel était déjà fortement appuyée la tête du second jumeau : je la
» contournai du côté de la symphyse sacro-iliaque et de la concavité
» du sacrum, ce que permirent sans peine et le petit volume de la
» tête et l'ampleur un peu plus qu'ordinaire du bassin.

» Au milieu des contractions utérines que cette manœuvre excita,
» je réussis à embrasser l'occiput, et saisissant les côtés du crâne
« dont les os minces cédaient à la compression, j'entraînai, pen-
» dant une douleur, la tête jusque dans l'excavation. Quelques con-
» tractions la poussèrent ensuite jusqu'à la vulve qu'elle ne tarda
» pas à franchir, et, en même temps que le tronc de ce second ju-
» meau, fut expulsée la tête du premier. Celui-ci était mort ; l'autre
» dans un état d'asphyxie qui fut promptement dissipé. Il n'y avait
» qu'une seule poche, et les deux fœtus, dont *toutes les membranes*
» *étaient communes*, nageaient dans les mêmes eaux. » (*Journal de
Malgaigne*, année 1845, t. III, p. 194. *Neuv. zeistch. sur. Geb.*
1844.)

Dans les deux observations que nous venons de rapporter,
les parties qui se présentaient les premières étaient les membres inférieurs ; dans d'autres circonstances, il a pu d'abord
exister une présentation du sommet, et consécutivement une
présentation d'un pied de l'autre jumeau, ainsi que le docteur Carrière en a rapporté un magnifique exemple que l'on
retrouvera plus loin. Ici le deuxième fœtus avait glissé au-
devant du premier, et bientôt les deux membres inférieurs,
grêles et chétifs, venant faire saillie à la vulve, avaient fait
croire d'abord à ce praticien expérimenté qu'il s'était trompé
sur la présentation, que la délivrance serait promptement
terminée.

Dès lors, l'accouchement présenta sensiblement les mêmes
particularités que dans les observations précédentes : la tête
ne put être extraite, et l'occipital était arc-bouté vers les
pubis. Ce fut alors seulement que M. Carrière trouva, en re-
cherchant la cause de l'obstacle à l'extraction, qu'il existait

en arrière du fœtus qu'il avait attiré au dehors, la tête d'un second enfant, et qui était celle qu'il avait parfaitement reconnue douze heures auparavant, et dont l'occipital regardait en arrière et un peu à gauche.

Que s'était-il donc passé ? Le deuxième fœtus, en s'engageant, avait un peu fait remonter le premier, et c'était pendant les tractions exercées sur les membres inférieurs que les deux têtes s'étaient accrochées face à face, et avaient été entraînées de façon que bientôt la tête du premier était venue se placer à la face antérieure du cou du second dont l'occipital avait été arrêté par les pubis. C'était alors que toute tentative de réduction ou de traction étant devenue complétement impuissante, M. Carrière avait appliqué le forceps sur la tête du premier fœtus, en faisant fortement relever le tronc du deuxième sur le ventre de la mère. Il put ainsi saisir la tête du premier, et extraire un enfant parfaitement vivant. Ce fut seulement en ce moment qu'il put retirer le second ; mais comme celui de madame Lachapelle, il était mort par suite de la compression qui avait été exercée sur son cou par la tête du premier.

Obs. — *Dystocie dans un cas de grossesse double, par* M. Carrière, D.-M. à Saint-Dié.

Une jeune femme de vingt ans était arrivée au terme de sa première grossesse, sans autre accident qu'un érythème prurigineux des parois abdominales, dû probablement à l'extrême distension des téguments. Le 4 décembre, elle avait ressenti dans la nuit quelques douleurs ; M. Carrière trouva le col effacé, mais dilaté seulement du diamètre d'une pièce de 50 centimes ; et il sentit distinctement une tête de fœtus à travers les parois utérines.

Il revint dans l'après-midi ; le travail avait marché, et il ne fut pas peu surpris de trouver le pied droit dans le vagin. Il crut s'être trompé dans son premier diagnostic. Ce pied fut bientôt suivi de l'autre ; vers huit heures du soir, les cuisses et le bassin étaient sortis ; l'accoucheur fut frappé du petit volume de ces parties. Il comptait dès lors achever facilement l'extraction du reste; il fut donc fort surpris d'éprouver une certaine difficulté pour atteindre et dégager les bras; et bien plus encore quand, les bras étendus le long du tronc, il lui fut impossible d'amener les épaules en dehors.

Nous le laisserons maintenant poursuivre son récit :

« Le cordon ombilical avait cessé de battre, le temps pressait, il
» fallait en finir. J'exerçai des tractions de plus en plus énergiques
» qui restèrent infructueuses. Après quelques minutes de tentatives,
» j'essayai d'introduire la main pour arriver à l'étrange obstacle qui
» m'arrêtait. Le détroit supérieur était occupé par une tête plongeant
» en partie dans l'excavation, et présentant son diamètre fronto-
» occipital dans une direction un peu oblique d'avant en arrière et
» de droite à gauche. La grande fontanelle se trouvait presque au
» centre, tandis que la petite, située en arrière, était inaccessible.
» Ce fut alors seulement que je reconnus la véritable situation des
» choses. Cette tête était celle que j'avais sentie le matin. Il y avait
» donc deux enfants qui se correspondaient par leur plan antérieur,
» et dont l'un se présentait par l'extrémité pelvienne, et l'autre par
» la tête. Le premier avait glissé sur celui-ci, et s'était engagé
» d'abord en refoulant et faisant remonter la tête de l'autre, qui oc-
» cupait auparavant le segment inférieur.

» Mais bientôt les deux têtes s'étaient rencontrées et accrochées
» l'une à l'autre par la face; l'expulsion du premier enfant s'était
» alors arrêtée; les efforts de traction que j'avais ensuite opérés sur
» lui n'avaient abouti qu'à enclaver et fixer solidement la tête de
» l'autre au détroit supérieur, tandis que la sienne se trouvait rete-
» nue au-dessus de la symphyse pubienne.

» Sans perdre un seul instant, je fis relever fortement le tronc de
» cet enfant, afin de dégager un peu le passage, et j'appliquai le
» forceps sur la tête de l'autre. Cette opération se fit sans trop de
» difficulté, et, après quelques instants de tractions médiocres,
» j'amenai un enfant vivant, qui respira et cria après son extrac-
» tion. Ce fut seulement alors que j'achevai d'extraire le premier,
» qui était mort. La délivrance suivit immédiatement; il y avait
» deux placentas confondus seulement par une partie de leur circon-
» férence.

» Malgré la difficulté du travail et la présence simultanéé de
» deux enfants au passage chez cette femme, elle n'eut à souffrir
» d'aucune contusion des parties, et il n'y eut pas la plus petite

» déchirure. Les suites de couches furent tout à fait naturelles,
» et aujourd'hui, vingt-deuxième jour, la mère et l'enfant sont en
» parfaite santé. »

(Journal de M. Malgaigne, 1848, t. III, p. 180.)

Parallèlement à cette observation, nous placerons la suivante qui offre plus d'un point d'analogie avec elle. S'il est regrettable toutefois que nous ne sachions pas qu'elle fut la première présentation, il n'en est pas moins certain que la tête du premier fœtus fut retenue dans le bassin, et que ce n'est que par les difficultés qui se rencontrèrent pour son extraction, que M. Calise fut amené, comme dans l'observation précédente, à reconnaître l'existence de la tête d'un second fœtus dont la face était tournée en avant, tandis que celle du premier enfant était dirigée en arrière, de telle sorte qu'il y avait non-seulement engagement des deux têtes, mais encore un véritable entre-croisement ; celle du deuxième reposait sur le cou et l'épaule gauche du premier ; seulement ici, la réduction de la tête du deuxième enfant a pu s'opérer facilement, et une extraction rapide de l'un et l'autre fœtus s'en est suivie.

Obs. — *Deux enfants jumeaux dont les corps s'étaient singulièrement entre-croisés au passage*, par M. CALISE.

Dans la nuit du 7 mai 1836, M. Calise a été mandé par l'autorité à visiter une pauvre femme qui ne pouvait pas accoucher ; elle était en travail depuis la veille. Il y avait trois heures qu'un des enfants présentait les pieds à la vulve et en était sorti jusqu'à la partie inférieure du tronc. Les douleurs étaient vives et fréquentes, mais l'enfant n'avançait plus.

S'étant assuré que le bassin était bien conformé, que la femme était déjà accouchée heureusement autrefois, et que l'enfant dont il s'agit était mort, l'accoucheur se met en devoir d'en faire l'extraction. Il porte la main dans la matrice, tire les bras l'un après l'autre et essaye de dégager la tête ; mais cette partie paraissait enclavée dans l'excavation ; elle n'avançait nullement. M. Calise y porte de nouveau la main et trouve avec surprise que la face de l'enfant était tournée contre le pubis, au lieu de l'être contre le sacrum.

Cette circonstance, cependant, a fait naître le soupçon que la tête enclavée pouvait bien appartenir à un second enfant, et non à celui qui se montrait à la vulve. Aussi l'a-t-il repoussée en haut de la matrice. Cette manœuvre a réalisé son soupçon, il a senti distinctement la présence de deux enfants qui affectaient la position suivante :

L'enfant qui se montrait à la vulve avait la tête et le cou inclinés vers le côté droit de la mère ; la tête de l'autre enfant était placée comme nous venons de le dire, avec la face tournée contre la symphyse pubienne de la mère. Cette seconde tête s'adaptait exactement sur l'épaule gauche et sur le cou de l'autre enfant qu'elle comprimait fortement. Les pieds du second enfant étaient tournés vers le fond de la matrice, de manière que les deux enfants ou plutôt les deux têtes s'entre-croisaient et s'enclavaient réciproquement. La manœuvre de l'accoucheur réussit parfaitement ; aussitôt que la tête du second enfant a été repoussée, le premier, dont le corps était au dehors, a été expulsé facilement. On a ensuite tiré l'autre enfant par la version podalique. Les suites des couches ont été heureuses. (*Gazette médicale*, tome V, année 1837, page 235)

Nous venons de citer des faits dans lesquels la présentation d'un pied s'est compliquée ensuite de la tête d'un autre fœtus, et où au contraire l'inverse a eu lieu. Voici maintenant une observation dans laquelle deux enfants étaient au passage en même temps, l'un présentant la tête et l'autre le pied.

Obs. — *Deux enfants au passage en même temps, l'un présentant la tête et l'autre le pied.* 1794.

Une femme qui précédemment avait eu des enfants et était venue presque à plein terme, tomba en travail environ une quinzaine de jours après avoir été effrayée par un tremblement de terre qui se faisait sentir cette année pour la seconde fois. La sage-femme ayant annoncé au mari que l'accouchement de sa femme n'était pas naturel, on m'appela sur-le-champ. Elle me dit qu'elle s'était aperçue sûrement qu'il y avait deux enfants qui se présentaient en même temps, et qu'elle avait peur qu'ils ne se nuisissent l'un à l'autre au passage ; que l'un présentait la tête, et qu'il paraissait que ce premier était mort, parce que la peau de la tête était mollasse, et que les os du crâne étaient lâches sous les téguments ; que l'autre présentait les pieds et qu'elle était certaine que celui-ci était en vie, parce qu'elle avait senti le mouvement de ces parties.

A peine la sage-femme m'eut-elle fait cette relation, que la malade fut attaquée de très fortes douleurs, et elle pria la sage-femme de se presser, attendu que certainement l'opération ne tarderait pas à se faire. En effet elle n'eut que le temps d'approcher, et elle reçut le premier enfant qui présentait la tête. Il était mort comme l'avait annoncé la sage-femme, et il paraissait même qu'il l'était depuis le temps de la frayeur de la mère Avec encore deux ou trois douleurs, l'enfant qui présentait les pieds fut poussé en bas et délivré vivant. (*Obs. sur les accouchements, ou suite de la théorie de cet art*, par Smellie (traduction). Édition P.-F. Didot, MDCCLXV, tome III, page 409.)

Si, malgré les prévisions de la sage-femme, l'art n'eut pas à intervenir, nous en trouvons plusieurs raisons : d'abord la femme était multipare, les parties étaient donc mieux préparées à la dilatation ; elle n'était pas à terme, le fœtus qui présentait le sommet était mort depuis quinze jours environ, et les os du crâne pouvaient, en jouant les uns sur les autres, diminuer le volume de la tête ; enfin ce fut par le fœtus qui présentait le sommet que commença l'accouchement, et d'ailleurs, la présence dans la cavité d'un bassin bien conformé, d'un pied avec une tête dans les conditions de celle dont il s'agit, est-elle un obstacle sérieux à l'accouchement ? Eût-il été aussi facile, si l'enfant qui présentait le pied se fût dégagé le premier ? N'aurions-nous pas pu avoir les mêmes accidents que dans les quatre observations précédentes ?

§ III. — Présentation de la tête d'un fœtus et du tronc de l'autre.

Nous n'oublierons pas non plus de rapporter le fait curieux observé par M. Jacquemier à la Maternité :

« Une femme en travail depuis neuf jours fut apportée mourante à l'hospice. Les eaux étaient écoulées depuis trois jours, et le forceps avait été appliqué sans succès. A l'autopsie on trouva deux fœtus dans la cavité utérine. Une tête plongeait dans l'excavation en position occipito-cotyloïdienne gauche, et avait franchi l'orifice utérin. Le second enfant était en deuxième position de l'épaule gauche : la tête reposait dans la fosse iliaque droite, et le devant de son cou, situé au dessous de l'épaule antérieure du premier fœtus, embrassait exactement un cou dans un demi-anneau, de manière à empêcher le tronc de descendre davantage, ce qui explique l'inutilité des tractions exercées par le forceps. Les deux enfants étaient volumineux.»

§ IV. — Plusieurs membres appartenant aux deux fœtus se présentant en même temps.

Quelquefois deux pieds se présentent à l'orifice. L'accoucheur croit utile d'aider par ses tractions aux efforts expulseurs de l'utérus, puis de la résistance se fait sentir ; on a entraîné deux fœtus différents. C'est dans ces circonstances, qu'avant d'agir, il faut bien s'assurer si les membres qui se présentent appartiennent au même individu ; examiner avec soin leur volume comparatif, le côté du corps auquel ils appartiennent, etc. Dans le cas contraire, il faut se hâter de réduire un membre, et autant que possible, le maintenir réduit pendant qu'on entraînera au dehors le fœtus qui est le plus engagé. Mais outre qu'il est souvent difficile de faire le diagnostic, et que la plupart du temps on n'est appelé que lorsque le travail a duré depuis longtemps, que les tractions n'ont pas été ménagées, et qu'enfin les deux troncs ou un seul sont dégagés, on ne peut plus songer à réduire les parties. Cependant Pleesman raconte un fait trop intéressant de réduction, et nous ne pouvons mieux faire que de transcrire exactement ce passage du livre de M. Cazeaux (p. 710), où il est reproduit ;

« Dans un cas il trouva l'orifice bouché par des parties en-
» gagées qui lui semblèrent, au premier examen, des mains
» et des pieds *en quantité*. Un toucher plus exact lui fit distin-
» guer quatre extrémités inférieures sorties jusqu'au jarret,
» et un bras. Je fus alors, dit-il, dans une plus grande per-
» plexité, 1° parce que je ne trouvai aucune possibilité d'in-
» troduire ma main dans la matrice, pour aller chercher et
» distinguer les deux pieds de chaque enfant; 2° parce que
» tous mes efforts furent inutiles pour faire rentrer même
» une de ses extrémités; 3° parce qu'en tirant sur deux seu-
» lement, je pouvais confondre et amener à la fois les deux
» pieds de deux fœtus différents ; 4° parce qu'enfin, même
» en saisissant deux pieds appartenant au même fœtus, je
» pouvais, en tirant sur eux, entraîner les autres parties et
» augmenter les difficultés. Fort embarrassé et pressé d'agir,
» il me vint dans l'idée de me servir d'un moyen recommandé
» par Hippocrate dans des circonstances différentes : c'est de
» faire suspendre la femme par les pieds, espérant que la tête
» et le tronc des enfants entraîneraient par leur poids une
» ou plusieurs extrémités au fond de la matrice encore dis-
» tendue par les eaux. La femme étant suspendue par les jar-
» rets, la tête et les épaules portant seulement sur le chevet,
» je montai sur le lit, et j'essayai de repousser dans la ma-
» trice une ou plusieurs extrémités sorties, mais déjà deux
» étaient rentrées par la seule position de la mère, et les
» trois autres les suivirent à l'aide de mes doigts. Aussitôt je
» pus introduire ma main dans l'utérus et en retirer successi-
» vement trois enfants par les pieds. »

Traitement. — Maintenant que nous avons fait connaître
les différentes positions que pouvaient prendre les fœtus,
l'un par rapport à l'autre, de manière à se gêner réciproquement dans leur expulsion, il nous reste un dernier point à
établir, c'est celui du traitement.

Nous ne reviendrons pas sur ce qu'il y a à faire dans le
cas où les deux têtes s'engagent en même temps; cette ques-

tion ayant été traitée immédiatement après l'histoire de cette présentation. Nous n'aurons donc en vue que les cas dans lesquels il y a un engagement de la tête du premier fœtus et d'un ou des deux pieds du deuxième enfant, ou bien de plusieurs pieds appartenant à des fœtus différents.

Dans le premier cas (tête et pied), dès que la double présentation est reconnue, on doit s'attacher surtout à maintenir réduit le membre qui tend à s'engager, et à favoriser l'expulsion isolée de l'enfant dont on sent la tête. Nous avons vu, en effet, que la difficulté venait toujours de la rencontre des deux têtes dans l'excavation pelvienne, et que l'enfant dont les pieds s'engageaient étaient presque toujours voué à une mort certaine. Si cependant les pieds tendaient toujours à faire procidence, dès que la dilatation du col le permettrait, il ne faudrait pas hésiter à faire l'extraction de celui dont la tête se présente.

D'après ce que nous venons de dire, la version doit être rejetée. Tout d'abord, il faut recourir au forceps, faire l'accouchement artificiel, et toute difficulté sera levée. Mais si les deux fœtus sont tellement engagés que le tronc de l'enfant dont les pieds se sont présentés en arrière au dehors, en même temps que la tête du deuxième est descendue dans le bassin, il faut encore introduire la main, tenter de réduire la tête ou de l'engager tout à fait (observation du docteur Hœdrich), chercher à détruire le décroisement et diriger alors tous ses efforts pour l'extraction du deuxième enfant. On fera relever le tronc du premier sur le ventre de la mère, et l'on fera aussitôt une application de forceps sur la tête du deuxième. Si la tête est trop volumineuse, si l'extraction est impossible, si, comme cela arrive dans certains cas exceptionnels, malheureux, l'état de la mère donne des inquiétudes, il faut à tout prix terminer l'accouchement dans le plus bref délai : il n'y a plus qu'un moyen, c'est la décollation, qui permettra alors de refouler la tête dans l'utérus. Quel est celui des deux enfants que l'on doit sacrifier ? Presque toujours ce sera celui dont le corps a été amené à l'extérieur. En effet, il sera mort dans la majorité des cas ; il est de toute impossibilité de refouler sa tête en haut, et il sera facile d'en faire la décollation. Tandis que le second est le plus ordinairement vivant ; et que si sa tête est difficilement accessible avant la décollation du premier, elle pourra, au contraire, être facilement atteinte et extraite au dehors dès que l'obstacle qui l'arrêtait aura été refoulé dans l'utérus. Après l'extraction de cet enfant, on ira ensuite à la recherche de la tête du premier, restée dans la cavité utérine.

Presque toujours ces moyens suffisent. Dans le cas où il serait impossible d'amener le second enfant au dehors, on aurait encore la crâniotomie à sa disposition ; mais alors il n'y a rien de spécial à la grossesse gémellaire, et je sortirais de mon cadre en entamant cette question.

2° Quant aux présentations de plusieurs pieds appartenant à des fœtus différents, le fait de Plessman, que nous avons rapporté plus haut, nous doit être d'une grande instruction. Généralement, dans ces cas, les fœtus seront peu volumineux, et l'on pourra réduire les diverses parties qui se présenteront, de manière à ne laisser engager qu'un seul enfant. Si cependant on était appelé trop tard, que les deux fœtus fussent dégagés en grande partie, jusqu'aux épaules inclusivement par exemple, il ne serait plus permis d'espérer la réduction, et plus que jamais alors l'expulsion spontanée serait tout à fait impossible.

Dans cette hypothèse, la vie des deux enfants court les plus grands dangers, et l'on ne peut abandonner la mère dans cette triste position. Qu'y a-t-il donc de mieux à faire ?

On relèvera fortement le tronc du fœtus antérieur sur le ventre de la mère, et la main cherchera à détacher la tête de l'enfant postérieur ; si après quelques tentatives, on n'a obtenu aucun résultat avantageux, comme il n'y a plus à compter sur les contractions utérines, de toute nécessité il faudra avoir recours au forceps. Alors, en faisant maintenir le premier fœtus dans la même position, on essayera de saisir la tête engagée dans l'excavation du sacrum, et, dans la majorité des cas, on pourra extraire le fœtus postérieur; dès lors la terminaison prompte de l'accouchement est assurée. Mais il pourrait arriver que le forceps, comme la simple manœuvre, ne produisit aucun résultat; c'est alors que la décollation ou la crânotomie sera employée. Comme dans le cas précédent encore, et pour la même raison, nous devons sacrifier le fœtus antérieur, à moins de circonstances tout à fait spéciales, comme si, par exemple, il était certain que le fœtus postérieur fût mort, tandis que l'antérieur serait vivant, ou que l'on pourrait douter de son existence. La suite de l'opération serait comme nous l'avons indiqué plus haut. Mais rarement on sera obligé d'en venir à ces moyens extrêmes; on en sera aisément convaincu quand nous étudierons dans un instant les accouchements de fœtus monstrueux à deux têtes, ou bien de fœtus doubles accolés par la poitrine ou les faces latérales, etc.

ARTICLE II.

FŒTUS MULTIPLES ISOLÉS ET CHACUN DANS UNE LOGE D'UN UTÉRUS BICORNE.

Nous serons bref sur ce point, et nous nous bornerons à citer une seule observation avec quelques réflexions.

Obs. — *Utérus double.* — *Double conception, observation du docteur Geiss.*

Une femme robuste et bien portante, de moyenne taille, était en travail depuis deux jours. Le docteur Geiss, appelé près d'elle, remarqua que les douleurs se bornaient au côté droit, et que la matrice s'élevait de ce côté jusqu'au thorax, tandis que de l'autre elle ne s'étendait que jusqu'à l'ombilic. Les parties génitales extérieures et l'orifice utérin étaient parfaitement conformés, et le toucher lui fit facilement reconnaître l'épaule du fœtus derrière les membranes. La version fut opérée et donna le jour à une petite fille très bien portante. Le côté droit de l'abdomen diminua aussitôt de volume, tandis que le côté gauche n'éprouva aucun changement. Au bout d'une heure, les douleurs se firent sentir de nouveau, et M. Geiss ne tarda pas à reconnaître par le toucher qu'au delà de l'orifice de l'utérus il existait une membrane distendue par un liquide et faisant saillie à travers une ouverture annulaire placée du côté gauche, tandis que le cordon de l'enfant dégagé se portait en haut dans une cavité en tout semblable à l'utérus. Par un nouvel examen, il reconnut bientôt distinctement le ventre d'un nouvel enfant se présentant à l'orifice dont nous venons de parler. Il fallut avoir de nouveau recours à la version qu'il pratiqua sans difficulté, et il amena de nouveau un enfant mâle très robuste paraissant mort-né, mais qui fut promptement rappelé à la vie. Comme la délivrance ne s'effectuait pas, il porta de nouveau la main dans l'utérus, et il se convainquit ainsi que cet organe était double. Le placenta du premier enfant se détacha le premier, et l'utérus droit se contracta aussitôt vigoureusement. Le placenta gauche se détacha ensuite, mais l'utérus de ce côté ne se contracta que faiblement, et la femme perdit une assez grande quantité de sang. Cependant deux mois après elle était parfaitement remise, et ses deux enfants se portaient très bien. Deux ans auparavant elle était accouchée d'un seul enfant, mais après un travail très pénible. (*Archives générales de médecine*, 1828, 1re série, t. XVIII, p. 420.)

Il n'est pas douteux ici qu'il existait réellement un utérus à deux loges, et renfermant chacune un fœtus. Ce qui nous intéresse surtout, c'est la lenteur du travail, et l'indépendance complète des contractions de chaque moitié droite et gauche de l'utérus. La version a dû être pratiquée pour l'extraction de l'un et l'autre enfant. Cette disposition anatomique de l'utérus prédisposerait-elle aux présentations de l'épaule? Ce fait nous semblerait assez extraordinaire, surtout en songeant à ce qui se passe chez les animaux qui ont normalement la matrice à deux loges. Nous n'oserons toutefois porter un jugement snr ce fait singulier; les observations sont trop peu nombreuses, et nous croyons qu'il est plus prudent d'attendre de nouveaux faits pour étudier la question.

CHAPITRE V.

DES FŒTUS ADHÉRENTS.

Nous ne nous occuperons point dans cet article des obstacles à l'accouchement qui peuvent provenir du côté de la
mère, non plus que de ceux qui seront causés par le fœtus, à
l'exception seulement des difficultés de l'expulsion produites
par le fait même de l'adhérence.

Notons tout d'abord que jamais l'accollement ne se fait de
telle manière que l'un des individus ait la tête du côté des
pieds de l'autre.

Si maintenant nous examinons dans quelles parties du
corps les fœtus sont unis, nous voyons que l'adhérence peut
se faire :

1° Par la tête ;

2° Par le siége ;

3° Par le tronc.

Nous aurons donc à étudier successivement ces trois points,
et nous ferons voir les différentes circonstances qui mettront
l'accoucheur dans la nécessité d'intervenir pour l'extraction
de ces produits monstrueux.

Au premier abord, lorsqu'on réfléchit aux causes si nombreuses qui réclament les secours de l'art quand il s'agit de
l'extraction d'un fœtus simple, on serait tenté de croire
qu'une intervention active, énergique, doive être nécessaire
dans tous les cas d'adhérence du fœtus, et que la plupart du
temps les opérations les plus graves de l'art obstétrical doivent être pratiquées. Heureusement il est loin d'en être ainsi,
et trop d'exemples prouvent aujourd'hui que l'accouchement
spontané est possible dans le plus grand nombre des cas, et
que souvent on a dû s'applaudir d'avoir laissé aux contractions utérines seules le temps nécessaire à l'expulsion. La circonstance la plus favorable à ces accouchements spontanés
consiste dans la laxité de la surface par laquelle les fœtus

Sont en contact. On comprend facilement, en effet, comment alors les parties peuvent glisser sur elles-mêmes, et quelquefois un premier fœtus s'engager isolément, traverser sans trop grande difficulté le conduit utéro-vaginal, et arriver au dehors en entraînant derrière lui l'autre jumeau. Ces quelques généralités établies, je reprends l'étude de mon sujet dans l'ordre que je me suis tracé..

1° Les fœtus sont soudés par la tête. — Ils peuvent se présenter par la tête ou bien par le siége.

A.—Dans le premier cas, si l'adhérence n'est pas trop intime, l'accouchement se fera spontanément presque à coup sûr, si surtout, comme c'est l'ordinaire, les fœtus ne sont pas trop volumineux ou s'ils ne sont pas à terme. Une première tête s'engagera, l'autre suivant par derrière, et avec le temps les contractions utérines seules, ou aidées par de légères tractions, amèneront l'expulsion du fœtus. Cependant il pourrait arriver que la deuxième tête vînt s'arc-bouter sur le bord du détroit supérieur contre l'angle sacro-vertébral par exemple, et empêchât ainsi la descente du premier fœtus. Alors l'état de la mère sera le guide dans la conduite à tenir, on attendra tant qu'aucun danger ne se présentera pas pour elle, et ce sera seulement lorsque son état de souffrance le réclamera, qu'on devra tenter la version ou une application de forceps sur la première tête engagée, ou bien encore, comme l'a recommandé M. Velpeau, essayer de refouler la tête du fœtus postérieur, et de favoriser ainsi l'engagement de celle du fœtus antérieur.

Mais ces tentatives pourront rester infructueuses, et la position de la mère être tellement grave que l'accouchement doive être terminé dans le plus bref délai. Il faudra bien alors avoir recours aux moyens extrêmes, c'est-à-dire à la décollation, ou à la crâniotomie et à la céphalotripsie. Il y aura d'autant moins de raison à hésiter que l'on pourra avoir quelque présomption ou la certitude de la mort du fœtus.

Mais une autre difficulté se présente. Sur quelle tête doit-on porter l'opération ? Toutes les fois que cela sera possible, ce sera sur la plus éloignée, puisque c'est d'elle que dépend la difficulté de l'extraction. Si cependant il était impossible d'arriver jusqu'à elle, et je le répète, si à tout prix l'accouchement devait être terminé, il faudrait décoller le fœtus le plus engagé, retirer la tête, et aller aussitôt à la recherche de celle du second enfant que l'on retirerait avec le forceps, dès lors la délivrance pourrait facilement être terminée. Mais ces cas sont infiniment rares et ne se présenteront guère que si l'adhérence des deux fœtus a lieu par l'occipital, par exemple, où le point d'union est trop peu flexible pour se prêter à la descente successive des deux têtes.

B. *Les fœtus sont soudés par la tête et se présentent par les pieds.* — Dans cette hypothèse plusieurs cas peuvent arriver : 1° un seul pied ou les deux pieds du même fœtus se présenteront ; 2° un seul pied ou les deux pieds d'un fœtus avec un seul pied de l'autre jumeau ; 3° ou bien enfin, et ce sont les cas les plus ordinaires, les quatre pieds se présenteront en même temps après la rupture de la poche des eaux qui est unique, comme on le sait, dans le cas de fœtus monstrueux. Et comme c'est en définitif à cette dernière position que toutes les autres seront ramenées, soit que l'accouchement se fasse spontanément, soit qu'il faille intervenir, c'est elle que j'aurai en vue dans le cours de cette description.

Je le répète encore, l'accouchement aura lieu spontanément dans l'immense majorité des cas. On n'interviendra que dans les circonstances que je viens d'énumérer plus haut, et toujours alors les deux troncs seront sortis au dehors, les têtes seules, arrêtées dans l'excavation pelvienne, seront la cause de l'obstacle à l'expulsion. Les premières tentatives seront des manœuvres dirigées dans le but de dégager la tête postérieure. Si l'on échoue, et cela est probable, on appliquera le forceps sur la même tête, en ayant soin de relever fortement sur le ventre de la mère le corps du fœtus antérieur. Si l'on ne réussissait pas davantage, la décollation ou la crâniotomie serait pratiquée sur le fœtus antérieur, pour les raisons que nous avons déjà eu plusieurs fois occasion de signaler.

Nous ne dirons qu'un mot des présentations de l'épaule de l'un ou l'autre fœtus, puisque alors il faudra pratiquer la version, et que les choses se présenteront exactement de la même manière que nous venons de les exposer dans les lignes qui précèdent.

2° Les deux fœtus sont soudés par le siége. — Presque toujours alors l'accouchement s'est fait spontanément. Cela tient sans doute à la laxité dans l'adhérence qui ne maintient pas les deux fœtus dans un état de parallélisme tel que les deux têtes ne puissent s'engager consécutivement. Or, nous savons que c'est de leur rencontre simultanée dans la cavité pelvienne que naît toute la difficulté de l'extraction, et pour en donner une preuve, nous rappellerons le fait dont M. le professeur Moreau entretint l'Académie royale de médecine dans la séance du 26 février 1824. Il s'agissait d'un enfant à deux têtes et à deux troncs réunis par un seul bassin, qu'il avait reçu peu de jours auparavant. L'accouchement s'était fait par les pieds ; la tête la plus petite s'était logée dans la concavité du sacrum, tandis que l'autre était derrière la symphyse pubienne, de sorte que la première s'est d'abord dégagée, et a permis à la seconde de se présenter à son tour.

3° Les fœtus sont soudés par le tronc.—L'accollement se fait par leurs faces antérieures, postérieures et latérales, dans toute leur étendue ou seulement dans une partie. Dans ces cas, l'accouchement ne se fera plus aussi facilement, et les obstacles seront dus bien moins à l'accollement des troncs qu'à la présence d'une ou de plusieurs têtes.

C'est ainsi que nous établissons la division suivante des fœtus adhérents par le tronc :

1° Fœtus adhérents monocéphales ;

2° Fœtus adhérents bicéphales.

Fœtus monocéphaliens. — Ils se présentent par la tête, par le siége ou par le tronc.

Dans le premier cas, il n'y a absolument rien de spécial ; tout se passera comme dans l'accouchement le plus ordinaire.

Dans le second, il est presque certain que s'il y a quelque lenteur dans le début du travail, elle sera due aux tentatives de réduction tentées dans l'intention d'empêcher l'engagement simultané des deux fœtus. L'accoucheur fera nécessairement une erreur de diagnostic, et croira, comme c'est la règle, à une grossesse gémellaire isolée, jusqu'à ce que l'expulsion spontanée des deux troncs ou la main introduite profondément dans l'utérus lui aient révélé l'existence de l'adhérence. La seule difficulté qui peut se présenter, c'est le dégagement des épaules ; mais en agissant avec méthode, en entraînant un peu plus le fœtus postérieur, de manière à le faire glisser un peu plus sur l'autre jumeau, l'épaule postérieure pourra toujours être extraite facilement, et rien alors de spécial à l'union de deux fœtus ne viendra entraver la marche régulière du travail.

Dans le cas de présentation des bras, comme la version ramènera cette présentation en celle des pieds, nous n'avons plus rien à en dire.

Fœtus dicéphales. — Voici bien certainement la partie la plus intéressante de ce chapitre. C'est surtout dans ces circonstances que quelquefois il a fallu pratiquer les opérations les plus graves sur les fœtus, seule ressource à employer pour sauver les jours de la mère placée dans un danger certain et imminent. Nous aurons donc à examiner quelles opérations les chirurgiens ont été quelquefois obligés de pratiquer ; mais heureusement, même quand il s'agissait de fœtusadhérents bicéphales, la nature, abandonnée à elle-même, a pu seule le plus souvent encore accomplir leur expulsion, et dans des circonstances où tout semblait nécessiter l'embryotomie, grâce à des manœuvres habilement conduites, l'accouchement a pu se faire par les voies naturelles.

Nous suivrons la marche que nous avons adoptée jusqu'ici, et nous allons examiner d'abord ce qui se passe quand les fœtus se présentent par la tête.

Deux choses peuvent arriver, ou bien les fœtus se présenteront isolément au détroit, et l'accouchement aura lieu sans difficulté ; ou bien au contraire les deux têtes se présenteront en même temps. Ce sera certainement là l'une des complications les plus graves, surtout si ces parties sont d'un certain volume, et si l'adhérence est assez intime, comme cela a eu lieu dans un cas, pour que l'accoucheur, croyant à une grossesse gémellaire avec fœtus isolés et voulant refouler la tête supérieure, entraînât aussi par la manœuvre la tête inférieure.

Il est vrai que ce mouvement d'ascension des deux têtes, en agissant sur une seule, a une très grande signification, puisqu'il éclaire le diagnostic, et doit dès lors fixer l'attention du chirurgien uniquement du côté de la mère, dont il doit avant tout assurer le salut. Si donc on n'avait pu empêcher l'engagement des deux têtes, s'il y avait obstacle à l'expulsion spontanée, et que l'état de la mère réclamât une intervention, c'est au forceps qu'il faudrait d'abord avoir recours. Si l'extraction restait impossible, et que l'état de la mère l'exigeât, c'est alors qu'il faudrait mettre en pratique le principe formulé par M. Dubois à l'Académie de médecine, le 27 janvier 1846, dans une discussion avec Capuron, à la suite de la lecture d'un rapport de celui-ci :

« Dans les cas de monstruosités qui rendent l'accouche-
» ment naturel impossible, l'homme de l'art, que l'enfant soit
» vivant ou mort, doit diriger toutes ses manœuvres vers le
» salut de la mère. » C'est assez indiquer qu'il ne faudrait pas hésiter à pratiquer l'embryotomie.

Quand les fœtus dicéphales se présent par les pieds, l'accouchement spontané est encore possible, et il n'y aura de difficultés sérieuses que lorsque les deux têtes engagées en même temps dans la cavité pelvienne gêneront leur extraction mutuelle. Cette complication surviendra surtout lorsque l'adhérence sera très étendue, et assez intime pour faire que les mêmes parties des fœtus s'engagent simultanément. Alors il pourra arriver, comme dans l'observation du docteur Derieu, que l'engagement des troncs et le dégagement des épaules ne se fasse pas sans difficultés. Du reste, voici cette observation, suivie elle-même de la relation d'un fait du docteur Bry, qui a plus d'un point d'analyse avec elle, à l'intensité près des difficultés de l'extraction.

Obs. — Accouchement laborieux d'un fœtus à terme à deux corps très bien conformés et développés, unis depuis le haut du thorax jusqu'à l'ombilic commun, terminé avec succès sur la mère. — Opération sanglante.

Le 28 mars 1848, le docteur Derieu est appelé vers six heures du matin, auprès de la femme Pierre Leroy, cultivateur de Sainte-Eugénie, commune de Plonha, canton de Saint-Brieuc, à 12 kilomètres de sa résidence.

La malade est âgée de dix-neuf ans, de petite stature, mais d'une forte constitution, et est déjà mère d'une fille dont elle est accouchée naturellement vingt-deux mois auparavant. Les douleurs se sont présentées dès la veille vers trois heures après midi, et le travail a été faible jusqu'à dix heures du soir. À minuit environ les eaux se sont écoulées abondamment et ont entraîné un pied hors de la vulve, mais depuis ce temps l'accouchement n'avait pas avancé.

À son arrivée, le docteur Derieu constate en effet « par le tou-
» cher la présence d'un pied hors de la vulve ; mais il découvre
» aussi un autre pied qui dépasse à peine le détroit supérieur et qui
» ne paraît pas appartenir au même individu. Croyant alors à une
» grossesse double ordinaire, il refoule le dernier pied au-dessus du
» bassin, et va saisir en même temps, sur la fosse iliaque gauche, le
» second pied du premier enfant qu'il emmène, non sans diffi-
» culté, hors de la vulve au niveau de son congénère.

» Avant d'opérer des tractions sur ses deux membres, il s'assure
» que le pied de l'autre fœtus, déjà repoussé au-dessus du détroit
» supérieur, ne s'y est pas engagé de nouveau pour gêner le passage
» de celui qu'il va extraire. Après quelques efforts méthodiques pour

» imprimer à ce dernier une direction diagonale, et pour le mettre,
» autant que possible, en rapport avec le diamètre oblique du bassin,
» il entraîne les deux membres inférieurs jusqu'à la moitié des cuis-
» ses seulement, en tirant tantôt sur chacun d'eux séparément,
» tantôt sur tous les deux à la fois. Mais cela ne suffit pas pour ache-
» ver la complète extraction de cet enfant : il faudrait le faire des-
» cendre plus bas dans l'excavation du bassin ; c'est ce qu'il tente
» sans succès.

» Étonné d'une résistance aussi grande qu'imprévue, le docteur
» Derieu se détermine à repousser les deux membres en partie dé-
» gagés, au-dessus du détroit supérieur sur la fosse iliaque gauche ;
» il saisit en même temps les deux membres de l'enfant qui est sur
» la fosse iliaque droite et tire sur eux espérant mieux réussir. Mais
» entraînés hors de la vulve au même point que les deux premiers,
» il est également impossible de les faire descendre plus bas.

» Loin d'être déconcerté par ce nouvel obstacle, il veut en connaî-
» tre la cause. Il introduit donc la main droite jusqu'à l'utérus et y
» trouve entre les deux jumeaux un corps mou qui ressemble à un
» lambeau membraneux dirigé verticalement, et long de 5 à 6 cen-
» timètres. Ce lambeau le conduit à travers une ouverture circu-
» laire large de 8 à 9 centimètres dans une vaste cavité remplie
» d'intestins. Alors plus de doute qu'une anse intestinale ne se
» soit échappée par son propre poids hors de l'abdomen. La main
» retirée de cette cavité et portée le plus haut possible, soit en ar-
» rière soit en avant, entre l'utérus et les jumeaux, lui fait acquérir
» la certitude de leur union intime par le thorax. »

Il annonce donc au mari l'impossibilité de l'accouchement par la
voie naturelle, et la nécessité probable de l'opération césarienne seule
ressource pour sauver la mère. Quant aux jumeaux, tout annonce
leur mort, l'épiderme qui se détache de leur membre, la lividité des
chairs et la fétidité du méconium qui s'écoule des deux anus. Mais il
ajoute qu'il ne veut tenter l'opération sans le concours de confrères
expérimentés et compétents.

Cependant vaincu par les prières de Lavoy qui veut qu'on tente
tout pour sauver sa femme et par celles de la malade elle-même, le
docteur Derieu se dévoue sans balancer pour tâcher de la délivrer.

Il renonce à l'opération césarienne pour essayer encore d'extraire
les deux troncs du vagin.

« En conséquence, il va chercher les pieds du premier enfant déjà

» repoussé sur la fosse iliaque gauche, et les entraîne avec assez de
» facilité hors de la vulve, à l'aide des lacs qu'il y avait appliqués.
» Mais craignant alors d'arracher les membres par de trop fortes
» tractions sur chacun d'eux, il les enveloppe tous les quatre de
» linges secs pour les saisir plus sûrement. Il confie les deux pieds
» de l'enfant qui est à gauche, à l'une des assistantes qu'il croit la
» plus intelligente, et lui recommande de tirer dessus en portant
» successivement les mains plus haut sur les membres à mesure
» qu'il descendront dans l'excavation pelvienne, il se charge lui-
» même des pieds de l'enfant qui est à droite et par des tractions
» bien dirigées et réparties sur plusieurs articulations à la fois pour
» n'en fatiguer aucune, les deux fœtus sont dégagés non sans
» peine jusqu'aux régions lombaires et même jusqu'aux aisselles.

» Dans ce moment un surcroît de résistance et un craquement
» bien distinct font craindre la détroncation de l'un des fœtus et sus-
» pendre toute traction. Il est donc urgent alors de faire descen-
» dre les membres supérieurs, pour cela l'opérateur introduit la
» main droite dans le bassin accroche et dégage les deux bras qui
» sont à gauche et agit de même sur les deux autres bras de droite.
» double manœuvre qui, quoique exécutée suivant les règles de l'art,
» ne laisse pas d'être difficile, longue et douloureuse pour la mère.
» Après le dégagement des quatre bras, les deux têtes arrivent à
» l'entrée du bassin et toute traction sur les troncs tendrait plutôt à
» les décoller qu'à leur faire franchir de front le détroit supérieur.
» Comment donc les soulever l'une après l'autre ? L'opérateur fait
» soulever par son aide les quatre membres inférieurs vers l'abdo-
» men de la mère, porte la main droite dans l'utérus, introduit deux
» doigts dans la bouche du fœtus qui est à droite, abaisse la mâ-
» choire, et entraîne la tête dans l'excavation secondé par un autre
» aide qui tire le tronc correspondant parallèlement à la cuisse gau-
» che de la mère.

» Craignant alors de ne pouvoir faire franchir avec ses seules
» mains le détroit inférieur à cette tête il a recours au forceps et
» parvient à l'extraire complétement malgré la difficulté d'introduire
» les branches, surtout la branche à mortaise, de les entre-croiser,
» d'en ramener la nouvelle courbure sous le pubis et de faire pivo-
» ter l'occiput sous cette arcade.

» Ce premier résultat encourage beaucoup l'opérateur, et lui fait
» entrevoir le succès d'une entreprise qu'il a commencée avec tant

» de répugnance et dont il a si fort redouté les chances défavorables.
» Il s'empresse d'introduire encore sa main dans l'utérus pour ex-
» traire la seconde tête qui est située dans la fosse iliaque gauche.

» Il la saisit par la mâchoire inférieure, l'entraîne dans le petit
» bassin et bientôt après au dehors comme la première. »

La malade est dans l'état le plus satisfaisant, et quinze jours après elle allait faire ses relevailles à sa paroisse qui est éloignée de 4 kilomètres de sa demeure. Il fait bon d'ajouter que treize mois après, elle accouchait pour la troisième fois et trente mois après pour la quatrième, toujours naturellement et sans difficulté (1).

« A cette observation on peut ajouter un autre fait bien
» authentique, consigné dans le *Bulletin de la Faculté de*
» *Paris et de la Société établie dans son sein*. Il y est question
» d'une femme souffrant pour la première fois des douleurs
» de l'enfantement, et assistée par une sage-femme.

» Celle-ci, après avoir reconnu la présence des pieds, rompt
» les membranes et s'efforce d'extraire le fœtus, dont elle ne
» peut dégager que les jambes. M. Bry, accoucheur de répu-
» tation, est appelé et constate l'existence de deux enfants, à
» chacun desquels appartient l'une des extrémités attirées au
» dehors. En conséquence, il repousse autant que possible la
» jambe située en arrière, va chercher le second pied de
» l'autre fœtus, et par des tractions fortes et soutenues, par-
» vient à dégager celui-ci jusqu'aux reins. Alors nouvel
» obstacle, il introduit de nouveau la main dans l'utérus et
» découvre l'union insolite des deux enfants. Dès lors, dit-il,
» je les considérai comme ne formant qu'un seul individu.
» J'allai donc chercher successivement les pieds du second
» enfant, que j'appellerai *postérieur*. Je l'amenai aisément au
» même point que le premier, qui était soutenu par la sage-
» femme ; agissant ensuite sur les quatre extrémités réunies,
» je vis bientôt se présenter les épaules ; les membres supé-

(1) *Travaux et mémoires originaux de médecine et de chirurgie, de thérapeutique générale et appliquée* (*Extrait d'un rapport de M. Capuron*.)

» rieurs furent dégagés, en commençant par ceux de l'enfant
» postérieur. Enfin, les deux têtes sortirent à leur tour, par le
» soin qu'eut M. de Bry de tirer en renversant les enfants sur
» le ventre de leur mère, afin de dégager d'abord la tête de
» l'enfant postérieur, sur lequel il faisait principalement porter
» les efforts. »

Sans entrer dans toutes les considérations que peut présenter la remarquable observation du docteur Derieu, nous
croyons cependant devoir attirer l'attention sur ce fait important : que déjà la femme L..., quoique de petite taille, était
bien conformée et avait déjà eu un premier accouchement
naturel vingt-deux mois auparavant. Il était donc à peu près
certain que le bassin était bien conformé et qu'il n'y avait
aucun obstacle à l'accouchement du côté de la mère. Cependant on comprend l'inquiétude du docteur Derieu, lorsque,
malgré la longueur du travail, l'énergie des contractions et
les manœuvres qu'il exerçait, il vit la difficulté qu'éprouvait
la tête à s'engager, et surtout lorsqu'il reconnut l'existence de
l'adhérence qui existait entre les deux jumeaux. Ce fut alors
qu'il pensa à l'opération césarienne ; mais étant seul, obligé
de rester auprès de la malheureuse femme, et vaincu par les
prières des assistants, il se décida, avant d'en venir à ce
moyen extrême, à tenter encore une fois la délivrance par de
simples manœuvres. Il saisit deux à deux les membres de
chaque fœtus, et en leur imprimant, comme dit Capuron,
dans son rapport, « des mouvements de traction selon la di-
» rection du canal utéro-vaginal, et en cherchant autant que
» possible à les rendre conformes à ceux d'un accouchement
» naturel, » il put enfin dégager les épaules, atteindre la première tête avec la main, l'attirer dans le bassin en s'aidant
du doigt introduit dans la bouche, et en faire l'extraction
avec le forceps. A partir de ce moment, il put considérer
l'accouchement comme terminé. La deuxième tête fut bientôt
retirée du bassin, comme la précédente.

Je ne puis trop insister sur ce fait important de la délivrance sans opération sanglante, alors qu'il avait paru à l'habile praticien que l'opération césarienne seule pourrait mettre fin à un accouchement aussi compliqué. Cette observation doit donc être d'une grande instruction pour nous, et nous apprend jusqu'à quel point on est en droit d'espérer en les seules forces de la nature, ou aidées de manœuvres et de tractions habilement conduites ; lorsque surtout, comme je le faisais remarquer en commençant ces considérations, on n'a à redouter aucun obstacle venant du côté de la mère.

Comme confirmation de ces propositions, je rappellerai encore le fait suivant du docteur Boursier, surtout intéressant à cause du procédé ingénieux qui fut mis en usage:

La malade, primipare, mais ayant le bassin bien conformé, et arrivée à la fin du huitième mois de la grossesse, était en proie à des attaques d'éclampsie. Les deux fœtus, engagés par le pied, ne pouvaient être extraits du bassin, et le chirurgien, épuisé par les tractions et les manœuvres, envoya chercher ses instruments pour en venir à l'embryotomie, ne tenant peut-être pas un compte assez grand de l'époque de la grossesse qui était, ce nous semble, une circonstance favorable à l'accouchement par les voies naturelles. Sur ces entrefaites, il eut l'heureuse idée de passer une serviette en forme d'anse au-dessus de l'adhérence entre les deux fœtus, et de recommencer des tractions dirigées fortement en arrière pendant qu'on élevait le bassin de la femme. Grâce à cette simple manœuvre, il eut la satisfaction de pouvoir extraire le fœtus antérieur dont la tête était la plus engagée, et de terminer bientôt l'accouchement sans opération sanglante.

Obs. — *Éclampsie au huitième mois de la grossesse.* — *Guérison.* — *Accouchement de deux enfants réunis sur les côtés,* par le docteur Boursier, de Creil.

Il s'agit ici d'une femme primipare, forte, hystérique, à la fin du huitième mois de sa grossesse ; trois semaines auparavant, elle avait présenté un œdème considérable des quatre membres, lorsque enfin, le 24 mai, à dix heures et demie du soir, elle est prise d'une première attaque d'éclampsie. A minuit, elle en est au cinquième accès, lorsque M. Boursier la voit. Il la trouve dans un état très grave et se décide à pratiquer la délivrance comme unique ressource.

Il n'y avait encore eu aucun indice de travail.

L'orifice du col effacé était entr'ouvert, large comme une pièce d'un franc, et laissait bomber les membranes. M. Boursier les déchire : un *pied s'engage.* Tout cela avait lieu avant la fin de l'accès éclamptique.

La malade est couchée sur un matelas à terre. M. Boursier attire au dehors le pied qui se présentait. Il en saisit un second ; l'un étant un pied droit, l'autre un gauche, il croit que tout va bien se passer. Mais, après une heure et demie d'efforts, le bassin ne s'engage pas encore. Le col, quoique tendu, n'était pas incoercible.

Au toucher, l'accoucheur sent le bassin du fœtus dirigé dans l'axe du diamètre transverse de celui de la mère, et un *corps mou placé* à la réunion des deux membres pelviens. Il reconnaissait le sexe, mais il lui était impossible de savoir ce qu'était ce corps mou.

A la suite d'une traction des plus violentes, après une heure d'inutiles efforts, les deux cuisses et une portion de cette masse molasse sortent par la vulve. En arrière, il est alors possible de sentir un troisième pied.

Chacune des deux jambes qui s'étaient présentées les premières, appartenait à un enfant différent et le médecin reconnaît l'adhérence des deux fœtus. Il dégage alors le quatrième membre, et les deux troncs sortent davantage, ainsi qu'une masse noirâtre, du volume d'un œuf de poule, sur laquelle s'était faite une déchirure dont il sortait quelques anses intestinales.

Les attaques se succédant de plus en plus nombreuses, plus violentes à chaque traction, faire le plus vite est l'indication fournie.

Sans forceps ni instrument, il songe à couper l'adhérence. Il songe ensuite à décoller l'un des deux êtres, à sortir l'autre, puis extraire la tête isolée avec son forceps qu'il envoie chercher.

Dans l'intervalle il lui vient à l'esprit, l'enfant placé en avant étant plus sorti que celui placé en arrière, d'en faire passer la tête sur le tronc de ce dernier.

C'est alors que la manœuvre devient intéressante. Sans instrument aucun, il passe au-dessus de l'adhérence l'angle d'une forte serviette, la tire du côté opposé, entoure cette serviette au tour de la poitrine de l'enfant placé en avant. Avec ce moyen les tractions purent être énergiques et égales. Il abaisse ainsi les deux bras qu'il comprend dans l'anse de la serviette. On soulève le bassin de la femme, et la dernière traction dirigée en arrière fortement, fait sortir la tête, sur laquelle il agissait. La seconde fut retirée bientôt avec facilité.

Trois heures avaient été nécessaires pour arriver à ce résultat.

Le 30 mai, la malade peut être considérée comme guérie, sauf une déchirure assez forte au périnée.

Pour se rendre compte plus facilement de la manœuvre opératoire et de son succès, il faut connaître les rapports des deux enfants. Les voici :

Ils sont légèrement tournés l'un vers l'autre. Le rapprochement est plus grand à la poitrine qu'en bas où les bassins sont tournés en avant.

Les bras correspondants sont enlacés sur les cous, en arrière, dans la position de deux êtres qui veulent s'embrasser.

La soudure plus élevée en avant qu'en arrière donne naissance à une seule cavité abdominale :

1° En avant soudure des deux extrémités inférieures sternales à 1 centim. et demi environ du pli antérieur de l'aisselle;

2° Sur les côtés soudure des côtes abdominales et des parties molles qui les recouvrent;

3° En arrière soudure des parties molles de la région des lombes.

Dans la moitié centrale du ventre commun les parois sont formées par l'expansion du cordon ombilical qui a la forme d'un infundibulum. (*Gazette médicale*, t. XII, 1858, p. 295.)

Cependant il est des cas où les difficultés de l'expulsion sont telles, et les dangers que court la mère si grands, qu'il faudra en venir à l'embryotomie, comme dans l'observation suivante :

Obs. — *Monstruosité (sternopagie) qui a rendu l'accouchement difficile et nécessité l'embryotomie*, par le docteur L. Gosselin, chef des travaux anatomiques à la Faculté de médecine de Paris.

Le docteur Huron fut appelé, le 22 mars 1847, pour assister dans son accouchement une dame qui avait déjà eu cinq enfants.

Dans cette grossesse, la malade a éprouvé presque constamment des douleurs dans le ventre et une gêne qui lui faisaient présager un accouchement difficile.

Voilà ce que M. Huron put constater :

Présentation de l'extrémité pelvienne ; apparition de trois pieds au dehors de la vulve, et bientôt d'un quatrième.

M. Huron crut d'abord à une grossesse gémellaire simple ; mais la présentation simultanée des quatre pieds n'est pas ordinaire en pareille circonstance. Il examina attentivement, et il remarqua que chaque paire de membre inférieur aboutissait à un bassin distinct, mais que plus haut les deux enfants paraissaient confondus.

Quelques instants après, dégagement des deux bassins.

La partie inférieure d'un thorax commun apparaît bientôt ; plus de doute alors sur l'existence de deux jumeaux accolés par le sternum.

Pendant les premiers temps, M. Huron put constater des mouvements dans les quatre membres inférieurs.

A partir du moment où le bas de la poitrine commune fut venu au dehors, malgré la violence des contractions utérines l'accouchement n'avança plus. La main ne pouvait pénétrer qu'à la partie postérieure du vagin, et à une très faible distance était arrêtée par une masse considérable qu'il était difficile de bien apprécier.

Les douleurs cependant duraient depuis six à sept heures ; la mère était très fatiguée, le cordon ombilical fortement serré, avait cessé de battre ; les fœtus n'exécutaient plus aucun mouvement et leurs extrémités se refroidissaient. Tout semblait indiquer la mort des enfants par la compression du cordon.

Le salut de la mère, par la temporisation, pouvait être compromis. Le vagin se boursouflait, et la coloration noire de la vulve indiquait déjà la gêne de la circulation veineuse.

L'intervention active devenait nécessaire. M. Huron déjà, mais sans résultat, avait exercé des tractions sur les quatre membres à la fois. Il avait encore essayé de faire chevaucher les deux têtes présumées et d'obtenir ainsi leur engagement successif dans l'excavation. Résultat encore nul.

L'application du forceps était impossible.

La seule chose qui restait à faire, c'était la section de l'un des fœtus, et MM. Jacquemin et Gosselin furent appelés.

Ils constatèrent, comme l'avait déjà fait M. Huron, l'absence des battements. Le doigt et la main ne purent pénétrer dans le vagin que vers la partie postérieure, et il leur fut impossible de reconnaître jusqu'où remontait l'accolement des fœtus, ni s'il existait deux têtes. Ils reconnurent impossible l'application du forceps.

Nouvelles tractions ; tentatives pour refouler le fœtus antérieur en haut, pendant qu'un autre tirait le fœtus postérieur. Tous ces efforts restèrent infructueux, et il fut convenu qu'on aurait recours à l'embryotomie.

Manuel opératoire. — L'un des fœtus regardait en avant et présentait le dos, l'autre était en arrière et avait le dos tourné dans le même sens. L'un des médecins amenait autant que possible les deux enfants au dehors en tirant les jambes. M. Huron porta le bistouri sur le dos, au niveau de l'entrée du vagin protégé par une branche de forceps. Il pénétra entre la huitième et la neuvième vertèbre dorsale, qui n'offrirent point de résistance, coupa circulairement la base du thorax jusqu'au niveau de l'insertion du cordon, et sépara enfin toute la moitié inférieure de l'un des deux fœtus. Dès qu'elle fut terminée, l'opérateur enleva deux ou trois fragments de côtes dont les pointes auraient pu déchirer le vagin. Alors il refoula aisément en haut le fœtus coupé, mais encore accolé, pendant qu'il tirait sur les deux jambes restantes. Grâce à cette manœuvre, combinée à un mouvement de flexion du côté du ventre, la tête postérieure s'engagea bientôt dans l'excavation pelvienne ; au bout de quelques minutes, elle fut amenée au dehors et fut bientôt suivie par celle du fœtus mutilé.

La délivrance se fit facilement, et l'on ne trouva qu'un seul cordon, qu'un seul placenta, mais chacun de ces organes plus volumineux qu'à l'état normal. Il n'y eut pas d'hémorrhagie.

Particularités offertes par les fœtus. — Accolement de la partie antérieure du thorax, depuis le haut du sternum jusqu'au niveau de l'ombilic, situé dans l'angle rentrant qui résultait de leur union. Au dessous de la jonction, deux abdomens, deux bassins, quatre membres bien conformés. Sexe féminin.

Au-dessus de la jonction, deux cous, deux têtes se regardant face à face, les deux joues étroitement appliquées l'une contre l'autre. (*Arch. de méd.*, 1847, 4e série, t. XIV, p. 72.)

Ici cependant la mère avait déjà eu cinq enfants, mais une

disposition particulière de l'adhérence des fœtus devait singulièrement compliquer l'accouchement. Les fœtus, soudés étroitement par la partie antérieure du thorax et dans une grande étendue, remplissaient de leur tronc le conduit utéro-vaginal, quand les deux têtes, se regardant face à face, se présentèrent au détroit inférieur. Ce fut alors que les tractions devinrent inutiles, et que l'impossibilité d'engager la main pour aller chercher la tête et tenter une application du forceps firent décider l'embryotomie. Le fœtus antérieur (tous deux d'ailleurs avaient cessé de vivre depuis longtemps) fut sacrifié, et la section porta sur la base de la poitrine. On put alors refouler légèrement la tête en haut, et attirer fortement en avant le tronc du deuxième enfant. Ce mouvement de bascule fit engager la tête postérieure qui fut bientôt extraite par le forceps et suivie de celle du fœtus mutilé.

Terminons en nous résumant de la manière suivante :

Il faut attendre le plus longtemps possible, avoir recours ensuite à de simples manœuvres, puis à des applications de forceps, et, dans les cas exceptionnels, à l'embryotomie ou la crâniotomie et à la céphalotripsie. Il ne faut pas perdre de vue, en effet, que, dans ces circonstances, l'accoucheur doit surtout avoir en vue la conservation de la mère, et au lieu et place de M. Derieu, nous eussions pensé plutôt à l'embryotomie qu'à l'opération césarienne.

CHAPITRE VI.

DES MALADIES DU FŒTUS QUI PEUVENT GÊNER SON EXPULSION NATURELLE, ET NÉCESSITER SON EXTRACTION.

De toutes les affections dont le fœtus peut être atteint dans le sein de la mère, celles qui peuvent en augmenter assez le volume en totalité ou en partie, pour mettre obstacle à son passage à travers le canal pelvien, doivent seules fixer notre attention. Parmi les premières, c'est-à-dire celles qui ont pour but d'augmenter le volume de tout le corps de l'enfant, nous ne trouvons que l'emphysème, et c'est par lui que nous allons commencer notre description.

ÉTAT EMPHYSÉMATEUX DU FŒTUS. — L'emphysème observé dans ces circonstances est toujours consécutif à la mort déjà assez éloignée du fœtus, et n'est autre chose qu'un épiphénomène de la putréfaction.

Ce développement de gaz au milieu des tissus du fœtus est surtout favorisé par la température élevée, et par la pénétration de l'air dans la cavité utérine, comme lorsque le travail dure déjà depuis longtemps par suite d'une mauvaise présentation de l'enfant ou d'une mauvaise conformation du bassin, lorsque les eaux se sont écoulées déjà depuis plusieurs heures, et que l'accoucheur a introduit plusieurs fois la main ou des instruments dans l'utérus, etc.

Cet accident, heureusement très rare et assez peu connu, peut être la cause de difficultés très grandes pour la délivrance, et des dangers les plus sérieux pour la mère. D'une manière générale, on peut dire qu'ils seront en raison directe du développement plus ou moins considérable de l'emphysème.

Merrimann en a rapporté, au dire de M. Cazeaux, deux exemples remarquables : dans tous deux il y a eu rupture du vagin, et les deux femmes moururent en quelques heures. Dans ces deux cas, l'emphysème semble s'être développé et limité à l'abdomen. Une simple ponction aurait donc pu lever toutes les difficultés.

A côté de ces cas graves, M. Depaul en a rapporté un non moins intéressant par l'étendue générale de l'emphysème que par les difficultés énormes auxquelles a donné lieu l'extraction. Parmi les signes fournis par M. Depaul, il en est un surtout sur lequel j'appellerai l'attention : c'était la sonorité que donnait à la percussion le ventre de la mère, et il semblerait à la lecture de l'observation, que ce fut à ce symptôme et à l'odeur fétide qui s'exhalait des parties génitales, qu'il reconnut que l'obstacle à l'accouchement était un emphysème du fœtus. Les difficultés les plus considérables se sont présentées dans cette circonstance. Après cinquante-deux heures de travail on appliqua le forceps qui ne produisit que l'arachement de la tête, et le tronc se trouva engagé sans qu'il fût possible de l'extraire par aucun moyen. Ce fut alors que M. Depaul, sûr du diagnostic, porta le céphalotribe sur le corps de l'enfant, de manière à en réduire le volume autant que possible, car, outre l'obstacle dépendant du fœtus, l'habile chirurgien, malgré la difficulté d'explorer le bassin de la mère, était à peu près certain de l'existence d'un rétrécissement au détroit supérieur. A mesure qu'il serrait le céphalotribe, des gaz très abondants et d'une horrible fétidité s'échappaient du vagin avec bruit, et il put enfin, mais non sans des tractions énergiques, extraire le cadavre, qui avait non-seulement le ventre et le thorax très volumineux, mais dont les membres également infiltrés de gaz, étaient au moins doublés de volume. Voici d'ailleurs cette observation.

Obs. — *De l'emphysème général du fœtus, comme cause de dystocie,*
par M. Depaul.
(Société médicale d'émulation, 2 août 1845.)

M. Depaul fut appelé auprès d'une primipare âgée de quarante et un ans, en travail depuis trois jours. Dès l'origine, contractions utérines énergiques. Après vingt-quatre heures, on avait donné, à trois reprises différentes, du seigle ergoté, sans aucun changement.

Dans les premières heures du second jour, la dilatation étant à peu près complète, M. Chassaignac opéra la rupture, et il s'écoula un liquide verdâtre qui lui fit supposer la mort de l'enfant.

Les contractions utérines parurent se ranimer pendant quelques heures ; la tête était élevée, et s'engageait à peine au détroit supérieur.

Le travail durant depuis cinquante-deux heures, alors application du forceps. Nombreuses tentatives à la suite desquelles on parvint à extraire la tête, mais en produisant des fractures et la disjonction de plusieurs os ; il fut impossible à M. Chassaignac d'engager le thorax.

M. Depaul arriva alors ; il trouva la malade dans un sentiment extrême de faiblesse. Il procéda à l'examen. La tête de l'enfant était déformée et vidée, verdâtre, exhalant une odeur fétide , et pendait entre les cuisses de la femme.

L'abdomen de la femme, considérablement distendu, donnait le son de la tympanite la plus prononcée.

M. Depaul soupçonna alors que la difficulté était due à la putréfaction de l'enfant et à un développement considérable de gaz dans les tissus et la cavité utérine.

Il crut reconnaître que le bassin était un peu rétréci au détroit supérieur.

Il essaya des tractions sur le cou ; mais la résistance énorme qu'il avait à vaincre, la facilité très grande avec laquelle les vertèbres se séparaient , les résultats nuls qu'il retira de l'application des crochets, l'engagèrent à recourir au céphalotribe.

Il l'introduisit sans difficulté sur les côtés du bassin ; il le serra de manière à obtenir une réduction considérable et un moyen de traction solide. Pendant ces manœuvres, exhalaison d'une quantité considérable d'un gaz infect par le vagin.

Il fit des tractions assez fortes, la poitrine s'engagea, et bientôt l'enfant tout entier fut extrait. Cette opération dura cinq minutes.

Le retrait de l'utérus expulsa encore des gaz, il s'écoula un peu de sang. Un quart d'heure après, M. Depaul fit la délivrance, et ce fut alors qu'il lui fut possible de constater un rétrécissement du diamètre antéro-postérieur du détroit supérieur qui avait perdu un pouce.

L'enfant, naturellement très gros, avait des membres dont le volume était au moins doublé par une infiltration de gaz qui avait pénétré les tissus cellulaires superficiel et profond.

L'abdomen et le thorax étaient aussi énormément développés.

La malade mourut six heures après. (*Journal de chirurgie*, de M. Malgaigne, année 1845, t. III, p. 153.)

En présence d'un pareil accident il ne faudrait pas hésiter, dès que le diagnostic sera établi, à donner une issue aux gaz, soit en faisant une ponction avec le trocart ou le bistouri dans l'abdomen ou le thorax, ou, comme l'a proposé Levret pour les épanchements de liquide, en pratiquant une déchirure avec l'ongle, au niveau de l'ombilic. Nous proposerons encore de faire des scarifications assez profondes sur les membres et sur le tronc, nul doute qu'alors, si l'on est obligé d'en venir au céphalotribe, les gaz, sous la pression exercée par les branches de l'instrument, ne trouvent une issue plus facile au dehors, et, partant, que le volume du fœtus ne diminue considérablement. Il est bien certain que le but du chirurgien doit être de sauver la mère, aucune opération ne doit être pratiquée sur elle.

Les autres maladies du fœtus qui peuvent augmenter le volume d'une de ses parties au point de gêner son expulsion, portent principalement sur les cavités splanchniques. C'est ainsi que l'hydrocéphalie avec ou sans encéphalocèle, l'hydrorachis et une gibbosité de la colonne rachidienne, ont pu apporter un obstacle sérieux à l'accouchement spontané. D'autres fois, mais plus rarement, l'hydrothorax en augmentant considérablement le volume de la poitrine, a arrêté le fœtus dans le canal utéro-vaginal. Du côté de l'abdomen, au contraire, bien plus souvent on a trouvé des lésions qui avaient empêché l'accouchement. Sans revenir sur l'épanchement de gaz, je parlerai de l'ascite, de la rétention d'urine, du cancer du foie, des tumeurs des reins, etc.

D'autres tumeurs, enfin, peuvent encore se développer en d'autres régions et apporter les mêmes complications dans le travail; nous aurons l'occasion d'y revenir un peu plus tard.

De l'hydrocéphalie. — Cette affection, toujours grave aux yeux du médecin, l'est encore davantage aux yeux de l'accoucheur, puisqu'elle peut compromettre la vie de deux êtres en raison des opérations qu'elle nécessite quelquefois. Cependant elle est assez rare, pour que madame Lachapelle n'en ait vu que 15 cas sur 43,555 accouchements.

Les auteurs ont admis une hydrocéphalie externe et une hydrocéphalie interne. La première nous occupera peu ; elle n'est autre chose qu'un œdème du tissu cellulaire sous-cutané, toujours dépressible, et pouvant bien rarement gêner l'accoucheur. Cependant M. Cazeaux a vu à la Clinique, en 1838, un enfant né à sept mois, dont le cuir chevelu offrait un travers de doigt d'épaisseur ; et, à l'article *Dystocie* du *Dictionnaire* en 30 volumes, il est fait mention de deux cas où l'épaisseur des parties molles extérieures au crâne avait atteint deux travers de doigt d'épaisseur, et dans lesquels l'expulsion du fœtus éprouva quelques difficultés, bien que l'un n'eût que quatre et l'autre six mois seulement.

L'hydrocéphalie existe à des degrés différents. Ainsi le volume de la tête peut singulièrement varier. Dans les cas où l'hydrocéphalie s'est formée de bonne heure, où les parois du crâne, peu développées, jouissent, en raison de la largeur du tissu fibreux qui les réunissent, d'une grande mobilité, le forceps, en aplatissant la tête, ou les tractions exercées sur les pieds, en la moulant dans la cavité pelvienne, pourront achever l'extraction. Mais il peut arriver que la tête soit si volumineuse, qu'elle s'aplatisse au lieu de s'engager dans le détroit supérieur, et qu'elle devienne ainsi inaccessible au forceps et rende la version très difficile. Si cependant celle-ci réussit, et que l'on parvienne à dégager le tronc, on l'arrachera dans certains cas plutôt que d'entraîner la tête. C'est ce qui fait qu'il est difficile de donner des règles absolues ; que presque chacun des auteurs qui a rapporté une observation a proposé un procédé spécial, dont l'indication lui a été fournie par le cas qu'il a eu sous les yeux. Nul doute, cependant, qu'il ne faille ouvrir le crâne et évacuer au dehors le liquide qui le distend, de manière à faire revenir sur elles-mêmes les parois crâniennes et à faire en quelque sorte disparaître la tête. C'est ainsi que, dans son observation, le docteur Cancal a pu, avec le doigt introduit dans l'utérus, pénétrer directement dans la fontanelle antérieure et terminer l'accouchement sans avoir recours à aucun autre manuel opératoire.

Obs. — *Hydrocéphale congéniale*, par M. CANCAL.

La femme dont il s'agit était accouchée avec beaucoup de peine, l'année précédente, d'un enfant mort. Et cette fois, arrivée à terme, la poche des eaux s'étant rompue, il s'écoula environ un litre de liquide. — Le toucher lui fit constater la présence d'une seconde poche hémisphérique. dont il pratiqua la rupture, et qui donna environ *six litres de liquide*. Après cette évacuation il put constater que l'enfant présentait la partie postérieure et supérieure de la poitrine; il amena facilement les pieds et le tronc, mais la tête offrit une résistance invincible à l'expulsion. C'est alors qu'introduisant la main dans la matrice il put constater le volume énorme de la tête qni se laissait déprimer facilement, et avec l'extrémité des doigts il pratiqua au centre de la fontanelle antérieure une ouverture qui fut suivie de l'écoulement du liquide encéphalique et de l'affaissement instantanné de la tête, qui n'opposa plus dès-lors aucun obstacle à l'accouchement.

La femme guérit sans accident. (*Lancette française*, t. VII.)

Mais le plus souvent, cette simple manœuvre employée avec un si remarquable succès par le docteur Cancal ne pourra réussir, et l'on aura recours à la ponction, soit avec le trocart et le bistouri en s'entourant de toutes les précautions pour ne pas blesser la mère. Les auteurs recommandent de se borner d'abord à une simple ponction et d'attendre. En effet, le liquide peut s'écouler par ce simple moyen, et l'enfant pourrait ainsi conserver quelques faibles chances de vie, ce ne sera donc que lorsque la ponction sera insuffisante, que le volume de la tête sera encore trop volumineux, que l'on en viendra à l'application du céphalotribe. Ce sera surtout dans la présentation du sommet que ces moyens seront employés avec facilité, mais quelquefois l'accouchement ne se fera pas. La tête restant au-dessus du détroit supérieur, et le tronc pendant à la vulve, les membres se détacheront à moitié putréfiés sous l'influence des tractions, il ne reste plus qu'une ressource, c'est l'embryotomie, comme l'a pratiquée le docteur Duvernoy, le 17 février 1847.

Obs. — *Fœtus hydrocéphale, difficulté du diagnostic, embryotomie,* par M. Duvernoy, le 17 février 1849.

La femme dont il s'agit en était à son troisième accouchement, les deux premiers s'étaient faits assez facilement. Les enfants naissaient volumineux. Cette fois M. Duvernoy trouva une présentation de l'épaule droite, avec issue du bras et procidence du cordon, qui était froid et sans pulsations. Il était impossible de pénétrer dans la cavité utérine à cause des contractions vigoureuses du col. Les opérations pratiquées pour corriger la position vicieuse de la tête furent sans succès, et les tractions sur les membres inférieurs les détachèrent au niveau du genou ; les membres pelviens remontèrent dans l'excavation pelvienne sous les seuls efforts de la nature, et la région axillaire et latérale de l'abdomen se présenta à la vulve, comme s'il y eût eu un commencement d'évolution spontanée. Ce que voyant, M. Duvernoy, aidé de deux de ses collègues, se décida à vider les cavités thoracique et abdominale du fœtus afin de favoriser le travail, et d'extraire le fœtus en deux parties, en faisant la section du rachis et du tronc. Après avoir attaqué le rachis avec des ciseaux droits et en avoir opéré la section, au moment où il voulait fixer un crochet sur le bout inférieur, un flot de liquide s'échappa entraînant la partie supérieure de la moelle et tenant en suspension de la substance cérébrale réduite en bouillie, et le fœtus sortit aussitôt plié en deux.

Il reconnut alors que l'enfant était hydrocéphale. (*Revue médicochirurg.*, 1849.)

Si cette observation a paru intéressante à son auteur à cause de la difficulté du diagnostic, et du travail que la nature employa pour dégager le fœtus, et le rendre en quelque sorte plus accessible aux instruments, elle nous a surtout frappé par la facilité avec laquelle se fit l'évacuation du liquide, une fois le canal rachidien ouvert.

En effet, un an après ce fait, le docteur Van Hurel publia la nouvelle observation suivante d'hydrocéphalie.

Obs. — *Accouchement laborieux par suite d'hydrocéphalie considérable,* par M. Van Huevel, le 21 février 1448.

M. Van Huevel, appelé le 21 février 1848 auprès d'une femme enceinte pour la quatrième fois, reconnut la deuxième position des fesses, ou sacro-cotyloïdienne droite; le fœtus descendit jusqu'aux hanches, et là s'arrêta le progrès de l'expulsion. Il parvint, par des tractions au milieu desquelles l'enfant cessa de vivre, à dégager le tronc et les bras, le cou et la tête restant fixement engagés dans le bassin. La tête, dont on sentait le volume énorme, était située trop loin, au-dessus et au-devant des branches horizontales du pubis, pour qu'il fût possible d'atteindre l'une ou l'autre fontanelle latérale et postérieure; les ciseaux courbes de Denman ne purent être enfoncés par leur pointe dans la suture sagittale; le forceps-scie ne put non plus être articulé; en introduisant le petit crochet mousse dans l'orbite et opérant des tractions et des secousses brusques afin de disloquer les sutures orbitaires, une très petite quantité de liquide vint mouiller la vulve au bout de deux heures. C'est alors que, essayant encore le forceps de M. Dubois, il opéra une forte pression sur la tête de l'enfant et vit s'écouler alors sans interruption un filet de liquide qui fut suivi de l'affaissement du crâne du fœtus, qui descendit alors dans la cavité pelvienne et fut entraîné par le forceps. Il vit alors que le liquide s'était échappé par la fente sphénoïdale; le crâne avait le volume d'un crâne d'adulte. La mère guérit très bien et accoucha heureusement un an après. (*Revue médico-chirurg.*, 1849.)

On vient de voir les difficultés énormes que rencontre le chirurgien pour perforer le crâne, aussi donne-t-on en pareil cas le conseil de pratiquer une incision transversale d'un à deux pouces dans le tissu cartilagineux des vertèbres dorsales du fœtus, tout près des organes de la mère, et si cette incision n'est pas suffisante, d'en faire une autre en arc de cercle, au-dessous et au-dessus de celle-ci, afin d'enlever une partie de la paroi postérieure de ce canal et de faciliter ainsi l'introduction d'une sonde droite de gomme élastique, munie d'un mandrin qu'on retirerait lorsque la sonde serait suffisamment engagée dans la cavité crânienne. Le liquide s'écoulerait ainsi librement, la tête s'affaisserait aussitôt et n'offrirait plus aucune difficulté à l'extraction. Le même moyen pourrait aussi s'employer dans l'hydrorachis.

Nous ignorons si M. Van Huevel avait connaissance du fait du docteur Cancal, et si l'idée d'employer la sonde ne lui est pas venue de ce que la moelle dans l'observation précédente s'était échappée avec le liquide cérébral. Dans l'observation que nous venons de citer, nous ne savons pas si ce procédé a été employé, mais tout doit nous faire espérer, en raisonnant par analogie, que ce moyen pourra rendre de grands services, lorsqu'il sera si difficile de porter des instruments sur la tête du fœtus à cause de son élévation dans les parties maternelles.

Un cas rapporté par M. Malgaigne mérite d'être rapproché du précédent et renferme un utile enseignement pour la pratique. Il s'agit d'une femme en travail depuis vingt-quatre heures, chez laquelle les médecins, au nombre de quatre, et une sage-femme avaient diagnostiqué un *rétrécissement squirrheux du col utérin* s'opposant à l'expulsion entière du fœtus, qui avait été, à force de tractions, retiré jusqu'à la partie inférieure du cou, et qui était arrêté là par le volume énorme de la tête ; ce qui fut reconnu d'abord par M. Malgaigne, et que les assistants ne tardèrent pas à reconnaître aussi après lui. Dès lors, il était indiqué d'ouvrir le crâne ; mais les instruments manquaient et on n'avait pas le temps d'aller en chercher sans exposer la mère à une mort certaine. M. Malgaigne essaya inutilement de pénétrer avec un couteau dans le canal vertébral après avoir enlevé le tronc du fœtus. Il essaya aussi de retourner la tête de manière à amener une des fontanelles à portée du cordon ; et cette opération n'étant pas plus suivie de succès que la première, il dévissa le bout du manche du forceps de manière à mettre à nu le crochet aigu, glissa ce crochet le long de la main préalablement introduite jusqu'au niveau de la fontanelle antérieure ; et là, retournant directement la pointe vers la fontanelle, par un

mouvement de pression et de traction combinées, il le fit
pénétrer dans le crâne. Un flot énorme de sérosité s'écoula à
l'instant, et lorsqu'il voulut retirer le crochet, la tête affaissée sortit spontanément avec lui. Le placenta était tellement adhérent qu'il fallut renoncer à l'extraire. Le lendemain il s'était decollé de lui-même et se présentait à la vulve.
La femme se rétablit complétement.

On pourrait encore en pareil cas introduire un bistouri
dont la lame aurait été préalablement entourée de linge jusqu'à 2 centimètres de la pointe, soit dans les narines et percer
la lame criblée de l'ethmoïde, soit encore vers l'occiput et
pénétrer ainsi dans la cavité encéphalique en enfonçant fortement la pointe dans l'occipital, non encore complétement
ossifié. » (*Revue médico-chirurgicale*, 1849.)

A côté de ces faits où l'hydrocéphalie était la cause de l'augmentation de volume de la tête et empêchait l'accouchement,
je me bornerai à citer le suivant qui nous paraît aussi digne
d'intérêt, et mérite sérieuse considération.

Obs. — *Accouchement laborieux; version; volume remarquable de la
tête du fœtus; état particulier des os du crâne*, par M. HÉRICÉ-
LEGROS.

Il s'agit, dans cette observation, d'un cas dans lequel le forceps a
été impuissant à extraire la tête trop volumineuse du fœtus, que des
tractions simples avaient amené à la vulve à l'exception de la tête.
M. Héricé-Legros, qui la rapporte, n'ayant pu réussir avec le secours du forceps, fit placer la femme sur le côté et fit tirer par un
aide sur le corps du fœtus tout en le relevant, et glissant alors sa
main entre le sacrum et la tête, et s'en servant comme d'un levier,
il comprima à la fois les pariétaux du fœtus en repoussant en arrière
le coccyx de la mère, et parvint ainsi à lui faire franchir le détroit
inférieur; ce fut alors qu'il put constater que le crâne était presque
circulaire au lieu d'être ovoïde, et plus volumineux que normalement,
que les os étaient le siége d'un véritable travail hypertrophique qui
avait beaucoup augmenté leur épaisseur, et enfin qu'il n'y avait pas
d'épanchement dans l'intérieur de la cavité encéphalique.

On voit ainsi combien il est utile de bien assurer le diagnostic avant d'en venir à une opération sanglante. Si, dans
cette circonstance, le chirurgien croyant à une hydrocéphalie, eût pratiqué l'incision du crâne, et la céphalotripsie, que
de regrets n'eût-il pas dû éprouver lorsque, après l'extraction
du fœtus il eût pu reconnaître son erreur et le malheur irré-
parable auquel elle eût donné lieu!

Nous ne nous arrêterons pas davantage sur es tuméfac-
tions du crâne. Nous ne nous appesantirons pas sur les
encéphalocèles qui compliquent l'hydrocéphalie, ce serait
nous exposer à des répétitions inutiles; et d'ailleurs, dans
ces faits, l'encéphalocèle n'étant qu'un épiphénomène de
l'hydrocéphalie, les indications thérapeutiques restent les
mêmes.

Nous allons aborder maintenant la question du spina-
bifida avec hydrorachis; et comme transition entre les obstacles dus à l'augmentation de volume du crâne et à ceux qui
sont dus à une tumeur ayant un point de départ dans le
canal rachidien, nous allons citer l'observation suivante :

Obs. — *Accouchement laborieux, l'enfant étant hydrocéphale et gibbeux*,
par M. Nivert, médecin à Azay-le-Rideau.

La femme Jacques Lemaire, âgée de vingt-huit à trente ans, des
environs d'Azay-le-Rideau, en Touraine, ayant déjà accouché trois
fois heureusement, commença à sentir les douleurs de l'enfantement
le 25 août 1828. M. Nivert ne fut appelé que le cinquième jour
(30 août). Les eaux étant écoulées depuis deux jours, la malade
éprouvait des douleurs très fortes dans les lombes. Le toucher fut
pratiqué, une première exploration ne put faire reconnaître la disposition exacte des parties. On ne sentait qu'une masse molle, assez
volumineuse, offrant à son centre une surface dure de la largeur
d'une pièce de dix sous. Un examen plus attentif apprit que la tête
du fœtus était remplie d'eau. Après plusieurs tentatives inutiles
faites avec le forceps pour extraire cette tête, M. Nivert ouvrit le

crâne suivant la longueur de la suture sagittale, et vit s'écouler en abondance une sérosité jaunâtre dont l'odeur était analogue à celle des eaux de l'amnios. On attendit, mais vainement, de nouvelles contractions : la malade n'avait plus la force de pousser. Les épaules n'avaient pas encore franchi l'angle sacro-vertébral. Enfin M. Nivert, secondant, à l'aide du crochet, un faible effort de la femme, parvint à faire passer la tête en dehors de la vulve. L'accouchement n'était pas encore terminé, car les tractions les plus énergiques étaient sans résultat. Une exploration attentive de l'abdomen du fœtus apprit pourtant que l'obstacle n'était pas une ascite. Enfin des tractions continues exercées au moyen du crochet, du forceps et des mains, purent vaincre la résistance, et le fœtus traversa la vulve avec une vitesse relative à la force employée pour l'extraire. On vit alors que l'obstacle qui avait résisté à de si puissants efforts était une gibbosité considérable occupant toute la région lombaire, de manière à former une saillie semi-ovalaire ayant 2 pouces de diamètre dans un sens et 15 a 18 lignes dans l'autre. Les vertèbres qui formaient la tumeur étaient dures et comme boursouflées. C'était cette tumeur qui, accrochée pour ainsi dire derrière le pubis, avait empêché si longtemps le fœtus de franchir le détroit inférieur. (*Archives de médecine*, 1re série, t. XIII, p. 618.)

Nous ne reviendrons plus sur ce qui a trait à l'hydrocéphalie dans cette observation ; nous ferons seulement remarquer avec l'auteur comment il peut se présenter des cas tellement imprévus, tellement insolites dans la pratique des accouchements, que la sagacité du chirurgien est continuellement mise en jeu. Quoi de plus imprévu, en effet, après la crâniotomie, chez cet enfant hydrocéphale, que de voir l'accouchement, après avoir fait un nouveau progrès très sensible à la suite de l'évacuation du liquide du crâne, s'arrêter tout à coup, et le tronc ne pouvoir être dégagé qu'avec les plus plus grandes difficultés. Cependant il n'y a pas d'ascite ; complication possible, et dont on comprend aisément l'existence chez un enfant hydrocéphale. Tout le corps dans ces circonstances est ordinairement amaigri. Quel peut donc être l'obstacle à l'extraction de l'enfant ? C'est une gibbosité de la colonne lombaire qui est venue s'arc-bouter par la saillie qu'elle présente au-dessus des pubis !

Spina bifida, hydro-rachis. — Le spina bifida avec hydro-rachis, souvent employés comme synonymes à cause de leur coïncidence habituelle, est tellement peu souvent une cause de dystocie, que M. Cazeaux n'en parle pas dans son livre, et qu'il n'en est également pas question dans l'article DYSTOCIE du *Dictionnaire en 30 volumes*. Nous en citerons cependant deux observations.

La première appartient au docteur Vinchon. La tête, d'un volume normal, était bien engagée ; cependant le travail n'avançait pas, malgré d'énergiques contractions utérines. Ce fut alors qu'une application de forceps parvint à dégager la tête et le tronc jusqu'à la région lombaire ; mais là un nouvel arrêt se produit, et l'habile accoucheur est assez heureux pour reconnaître le siége et la cause de l'obstacle : c'est à un hydro-rachis occupant la région lombaire, donnant lieu à une tumeur *fluctuante* qui remonte bien au delà du bassin. L'état de la mère est alarmant ; rien ne fait prévoir la terminaison possible de cet accouchement sans l'intervention de l'art. L'indication est formelle, et M. Vinchon la remplit en incisant la tumeur. Du liquide s'écoule aussitôt en grande abondance, la tumeur s'affaisse, et l'accouchement est promptement terminé.

OBS. — *Spina bifida énorme*, par M. VINCHON.

L'enfant présentait la position occipito-cotyloïdienne gauche. Sa tête est arrivée sans peine au détroit inférieur, mais là se borne l'expulsion, malgré les contractions violentes de la matrice. L'application du forceps devenant nécessaire, M. Vinchon n'hésite pas et parvient, non sans grande difficulté, à amener la tête hors de la vulve ; il fait ensuite l'extraction des épaules et tire le tronc de l'enfant jusqu'à la région lombaire. Dès lors, les tractions les plus méthodiques ne peuvent venir à bout d'achever l'accouchement. L'introduction de la main dans le vagin lui fait constater à la région lombaire du fœtus une tumeur fluctuante, dépressible, de la grosseur de deux têtes d'enfant, et remontant jusqu'au détroit supérieur. Rien ne faisant prévoir la fin de cet accouchement laborieux, et la femme se trouvant entièrement épuisée, l'accoucheur a introduit dans le vagin sa branche de ciseaux droits, conduite sur l'indicateur, et a percé la tumeur, non sans difficulté. Écoulemen d'un flot de liquide sanguinolent, contraction utérine et expulsion immédiate de l'enfant, qui est mort quinze heures après l'accouchement, et qui présentait à la région lombo-sacrée une poche ridée et flasque du volume de la tête d'un enfant, se vidant par la pression. (*Gaz. médic.*, t. VI.)

La seconde observation de spina bifida a été communiquée par M. Guibout à la Société de médecine du département de la Seine dont la séance fut publiée dans la *Gazette hebdomadaire* (1); j'ai pu y joindre une figure d'après un dessin original que M. Guibout a bien voulu me communiquer.

Obs. — *Obstacle à l'accouchement par un spina bifida de l'enfant.*

Au n° 13 de la salle Notre-Dame, actuellement consacrée aux accouchements, fut apportée, dans les premiers jours d'avril, une femme chez laquelle le travail durait déjà depuis un grand nombre d'heures. Cette femme avait fait appeler en ville deux médecins qui n'avaient pas pu la délivrer. A notre arrivée dans la salle le matin pour la visite, nous la trouvâmes dans l'état suivant :

Les deux jambes d'un fœtus à terme sortaient par la vulve. Le toucher ne donnait aucune sensation distincte du reste du fœtus, excepté à la face, que l'on sentait tournée en arrière, vers la symphyse sacro-iliaque gauche; du côté opposé, au contraire, le doigt rencontrait une masse molle dont on ne pouvait sentir les limites ni reconnaître la forme. La femme était épuisée par de longues douleurs; les contractions utérines avaient cessé.

Les tractions les plus énergiques sur les jambes du fœtus que j'opérai dans divers sens, avec l'aide de M. Wieland, interne très distingué, attaché au service, n'amenèrent aucun résultat, et ne purent modifier en rien la position du fœtus. J'invoquai alors l'assistance de M. Michon, qui voulut bien se rendre à mon appel. Après de nouvelles et infructueuses tractions, M. Michon crut sentir que la masse

(1) *Gazette hebdomadaire*, 1857, p. 396.

molle dont nous avons parlé était comme pédiculée ; car les deux in-
dicateurs, passés l'un en avant, l'autre en arrière, se rejoignaient et
se touchaient au-dessus de cette masse à sa partie supérieure. Par
conséquent un lacs fut introduit, de manière à contourner le pédicule ;
je saisis les deux chefs de ce lacs, au moyen desquels je pus opérer
des tractions énergiques, pendant que M. Michon, de son côté, tirait
simultanément sur les deux jambes du fœtus. Ce fut par ces efforts
combinés que nous amenâmes enfin la délivrance de cette malheu-

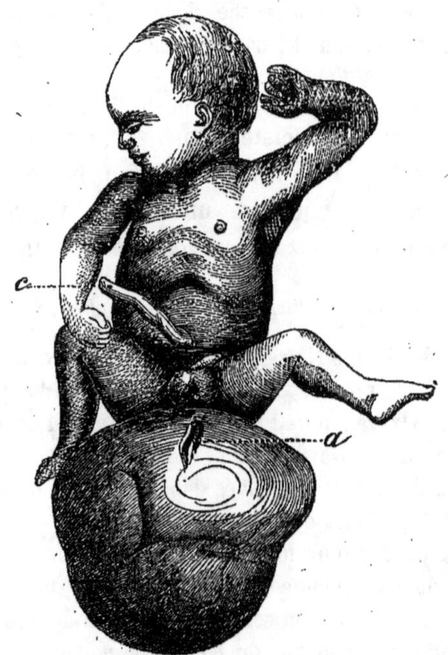

Fig. 4.
a, ouverture anale.
c, cordon ombilical.

reuse femme. L'enfant était mort ; mais tout annonçait qu'il avait
succombé pendant le travail de l'accouchement. Il était évidemment
à terme, et parfaitement conformé, si l'on en excepte toutefois une
tumeur énorme, ayant bien deux fois le volume de la tête, et naissant à la partie inférieure de la colonne vertébrale, au niveau de la
région sacrée. Cette tumeur était molle, fluctuante et recouverte par
la peau prolongée des fesses. L'enveloppe de la tumeur est assez

résistante pour qu'elle n'ait pas cédé aux efforts nécessités pour produire l'accouchement.

Description de la tumeur. — La tumeur est irrégulièrement sphérique, un peu pyriforme ; la grosse extrémité se trouve en haut, et la plus petite en bas. Les dimensions de cette tumeur sont les suivantes : dans le sens vertical, à partir de son pédicule au-dessous de la racine des bourses, jusqu'à son sommet qui est en bas, 20 centimètres ; dans son diamètre transversal, 21 centimètres, et 63 centimètres pour sa circonférence.

Cette poche semble, comme nous l'avons déjà dit, formée par la peau des fesses, énormément distendue, sans changement de coloration ni de texture. A la partie antérieure et supérieure, on trouve l'ouverture anale par laquelle s'échappe une grande quantité de méconium ; le doigt introduit pénètre dans le rectum. Aucune trace de division sur la tumeur ne donne l'apparence de l'interstice fessier.

La tumeur ouverte laisse écouler environ un litre de sérosité limpide légèrement teintée de sang. Les différentes couches qu'on est obligé d'inciser pour arriver au liquide sont les suivantes :

La peau ; le tissu cellulaire sous-cutané sous forme d'une couche lamelleuse très fine ; une couche fibreuse, assez dense, qui semble être la charpente du kyste ; et enfin une couche de nature séreuse, qui tapisse tout l'intérieur de la tumeur, non pas d'une manière uniforme, car il y a sur la partie gauche, en haut, un diverticulum semblant former un second kyste. Ce dernier n'avait pas de communication avec l'autre.

La surface interne est parsemée de tractus qui semblent formés par la membrane interne, froncée sur elle-même, non par le fait de l'évacuation de la tumeur, car ces plis sont adhérents dans toute leur étendue, et ne peuvent être effacés par la distension artificielle.

Le kyste n'a pas de communication avec le canal rachidien, il est fermé de tous côtés. La partie inférieure de la région sacrée, cependant, n'était fermée que par une toile fibreuse peu dense, ce qui me semble indiquer une communication dans les premiers temps de la vie utérine.

Le canal vertébral, ouvert dans toute son étendue, nous présente la moelle se terminant entre la neuvième et la dixième vertèbre dorsale. De ce point divergent des cordons nerveux qui forment la queue de cheval, dont il est difficile de suivre les divisions ; celles-ci au niveau de la tumeur sont devenues tellement grêles et minces, qu'on ne peut les saisir. Néanmoins il semble que l'on puisse en suivre une jusqu'à la partie supérieure du kyste. Si cette poche contient dans ses parois des filets nerveux, ils sont excessivement ténus et fort peu nombreux. Tout le reste du canal vertébral est parfaitement conformé, ainsi que toutes les autres parties du corps du fœtus.

Du côté du thorax il n'y a que l'épanchement du liquide dans les plèvres qui pourrait gêner l'accoucheur. Les auteurs disent qu'on reconnaîtra cet épanchement au volume extraordinaire que prend la poitrine, à l'écartement des côtes, à la saillie et à la fluctuation des espaces intercostaux. Alors l'indication est d'ouvrir le thorax soit avec le trocart, ou avec une simple incision, pour donner lieu à l'écoulement du liquide.

Ascite et rétention d'urine. Quant à l'ascite qui se reconnaît au développement énorme que peut acquérir le ventre, et quelquefois à la fluctuation, elle donne lieu aux mêmes accidents et aux mêmes indications thérapeutiques. Signalée presque par tous les auteurs, elle est, au contraire, regardée comme assez rare par M. Depaul dans le mémoire si intéressant qu'il publie en ce moment, dans la *Gazette hebdomadaire*. Il serait bien possible, en effet, que souvent on ait pris pour une ascite un développement considérable de la vessie, comme cela s'est rencontré dans les trois observations qui font l'objet de son travail, dont nous reproduirons la première observation, en y joignant les figures qui l'accompagnent, et que nous devons à l'obligeance de M. Depaul et de l'éditeur de la *Gazette hebdomadaire*.

Obs. — *Rétention considérable d'urine dans la vessie d'un fœtus de six mois et quelques jours, avec épanchement de sérosité sanguinolente dans la cavité péritonéale. — Oblitération d'une portion du canal de l'urèthre. — Dystocie portée à un degré extrême. — Arrachement de la tête et des bras. — Deux ponctions pour évacuer le liquide à la suite desquelles l'accouchement est heureusement terminé.*

Madame X..., âgée de vingt-huit ans, blonde et d'une forte constitution, demeurant à Paris, rue Saint-Hyacinthe-Saint-Michel, n° 32, avait déjà eu deux grossesses, qui avaient naturellement parcouru toutes leurs périodes, et qui s'étaient terminées par la naissance facile d'enfants vivants et bien conformés. Elle devint enceinte pour la troisième fois dans le courant de janvier 1848. Les règles, qui s'étaient régulièrement rétablies depuis le dernier accouchement, parurent comme d'habitude le 10 de ce mois. Depuis cette époque, elles ne se reproduisirent plus.

Cette suppression fut d'ailleurs, comme les deux autres fois, la seule circonstance qui permit de soupçonner, au début, l'existence d'une nouvelle grossesse. M... affirmait d'ailleurs qu'elle avait de bonnes raisons pour penser qu'il fallait en fixer le point de départ entre le 15 et le 20 janvier.

Elle n'éprouva aucun trouble dans les fonctions digestives, ni aucune autre des incommodités qui accompagnent si souvent la gestation. Elle m'a très positivement affirmé qu'elle n'avait fait aucune chute et qu'elle n'avait été soumise à aucune émotion morale. Sa vie, comme toujours, avait été calme et régulière. Elle avait été étonnée seulement du développement énorme qu'avait pris son ventre, développement qui était tel qu'à cinq mois il était déjà supérieur à celui qui appartient à une grossesse ordinaire parvenue à son terme. Cette exagération dans le volume avait commencé à se manifester dès trois mois et demi, et avait toujours fait des progrès depuis cette époque. Une autre particularité avait été également observée par elle. Les mouvements de son enfant, qu'elle avait perçus pour la première fois vers quatre mois et demi, avaient été remarquables par leur peu d'intensité, et avaient paru s'affaiblir au lieu d'aller croissant.

Telle était la marche qu'avait suivie cette troisième grossesse, lorsque spontanément, le lundi 24 juillet 1848, se déclara dans la matinée le travail de l'accouchement. Il fut lent pendant toute la journée, mais le soir il devint plus énergique; des douleurs fortes et rapprochées se succédèrent toute la nuit, et le lendemain 25, à sept heures du matin, la dilatation était complète. Jusque-là, aucune quantité de liquide amniotique appréciable ne s'était écoulée, et il en fut de même pendant toute la durée de l'accouchement. Cette circonstance avait beaucoup frappé la sage-femme, qui avait été appelée dès le début et qui ne s'était pas absentée un seul instant; aussi fût-ce sur ce point qu'elle appela d'abord mon attention. D'après son récit, l'enfant se serait présenté par l'épaule, mais il aurait été facile, après avoir introduit la main dans l'utérus, de changer la présentation et de ramener la tête à l'orifice; puis elle attendit le résultat des contractions utérines, qui, en quelques minutes, poussèrent l'extrémité céphalique sur le périnée et lui firent franchir la vulve.

Mais les choses s'arrêtèrent à ce point, au grand étonnement de la sage-femme, qui saisissant alors la tête avec ses mains, fit des tractions dans le but de dégager le tronc. Ces tractions, faites avec énergie, n'eurent d'abord aucun résultat. Portées encore plus loin, elles furent suivies de la rupture de la colonne vertébrale, entre la quatrième et la cinquième vertèbre cervicale. Les parties molles se déchirèrent à leur tour, la tête se détacha du tronc, et resta dans la cavité utérine. La main fut alors introduite. Un bras saisi et dégagé permit d'exercer de nouvelles tractions. Elles furent tout aussi inutiles que quand on agissait sur la tête. Les chairs de la partie supérieure du membre cédèrent, et bientôt celui-ci fut complétement arraché, les ligaments de l'articulation scapulo-humérale ayant été complétement arrachés.

Ce fut alors qu'on se décida à demander un médecin, et ce fut au docteur Roux qu'on s'adressa. Celui-ci, après avoir entendu le récit de ce qui s'était passé, espéra que sa main, plus vigoureuse que celle de la sage-femme, triompherait des difficultés que l'on rencontrait, et après avoir pénétré dans l'utérus et s'être emparé du bras qui restait, il tira sur lui avec force, mais ce membre céda dans l'articulation huméro-cubital. Il fallut alors prendre ailleurs un nouveau point d'appui. Ce fut la partie supérieure du thorax qui l'offrit. On ne réussit pas mieux qu'on ne l'avait fait en tirant sur la tête. La poitrine fut ouverte, les poumons et le cœur enlevés, plusieurs côtes arrachées, mais il fût impossible d'entraîner le tronc de l'enfant.

Épuisés par des manœuvres pénibles, qui avaient duré depuis huit heures du matin jusqu'à une heure de l'après-midi, ne pouvant d'ailleurs se rendre compte des difficultés qui se présentaient, notre confrère, M. Roux et la sage-femme, crurent devoir réclamer mon assistance. Il était deux heures de l'après-midi, le 25 juillet, lorsque j'arrivai auprès de madame X...

Après qu'on m'eut mis au courant de tout ce que je viens de raconter, je procédai à un examen qui me permit de recueillir les renseignements suivants. Il me parut évident que la difficulté qui se présentait ne pouvait être rapportée à un vice de conformation du

bassin. Les antécédents, l'examen que je fis avec le doigt, ne laissaient aucun doute à cet égard. On sentait dans le vagin des lambeaux de parties molles et des fragments osseux, dus aux côtes et à
la colonne vertébrale. Depuis quelque temps déjà, les douleurs
étaient devenues faibles et s'étaient éloignées. L'état général n'offrait
rien de grave; cependant le pouls était un peu fréquent, la peau
chaude, et un peu de céphalalgie était accusée. Les parties génitales
externes, quoique peu douloureuses, portaient des traces de contusions assez fortes. Ce qui frappa surtout mon attention dans cette
exploration, ce fut le volume énorme que conservait encore le ventre,
quoique nous n'eussions affaire qu'à une grossesse de six mois environ, et qu'une grande partie du fœtus que l'on me présenta eût été
enlevée de la cavité utérine. Je m'assurai que ce volume tenait bien
au développement de l'utérus, et qu'il ne pouvait s'expliquer ni par
une accumulation de gaz dans les intestins, ni par la présence d'une
autre tumeur dans la cavité péritonéale. Il était si considérable, que
le fond de l'utérus s'élevait à six travers de doigt au-dessus de l'ombilic, et que cet organe présentait les dimensions qu'on est habitué
à lui trouver dans une grossesse parvenue à son terme, et alors qu'il
y a une quantité de liquide amniotique plus considérable que d'habitude. Il avait d'ailleurs une forme assez régulièrement arrondie.

A quelle circonstance insolite fallait-il rapporter l'impossibilité
dans laquelle on avait été de terminer cet accouchement? J'avoue
qu'avant d'avoir introduit la main dans l'utérus, plusieurs suppositions étaient également admissibles. On pouvait croire à quelque
monstruosité, à celle qui résulte de l'accolement de deux fœtus, par
exemple. Il n'était pas impossible que la partie inférieure du tronc de
l'enfant portât une tumeur assez volumineuse pour arrêter la marche
du travail. L'idée d'une accumulation considérable de liquide dans
son péritoine se présentait aussi naturellement à l'esprit.

Le doute ne pouvant être éclairci que par un examen direct, je fis
pénétrer ma main droite dans la matrice, et après m'être assuré, à
l'aide de quelques tractions, de l'impossibilité qu'il y avait d'entraîner ce qui restait du fœtus, je procédai à une exploration complète.

A la suite du thorax mutilé, comme je l'ai dit précédemment, l'abdomen de l'enfant se renflait sous forme de ballon, et les doigts percevaient la sensation d'une poche élastique remplie de liquide, et en
rapport dans toute sa circonférence avec la surface interne de l'utérus. Je cherchai vainement les membres inférieurs : il me fut impos-

sible de les trouver. La description anatomique que je donnerai plus tard expliquera cette particularité. Je suivis le cordon dans une partie de son étendue, et je pus constater que par l'une de ses extrémités il se terminait sur un point de cette énorme tumeur. Nous avions donc affaire à l'abdomen, énormément distendu par du liquide, et je crus à une hydropisie ascite, quoiqu'il soit fort rare de voir des épanchements aussi considérables dans le péritoine pendant la vie intra-utérine.

Dès ce moment, ma conduite fut toute tracée : évacuer le liquide que contenait l'abdomen était la seule indication qu'il y eût à remplir, et c'est ce que je me mis en devoir de faire. Si l'enfant eût été vivant, j'aurais fait la ponction du ventre avec méthode, et en me servant du trocart usité en pareil cas. Sa mort rendant inutiles de semblables précautions, d'ailleurs pris au dépourvu et n'ayant pas avec moi l'instrument qui aurait pu me servir, je pris immédiatement, ma main étant encore dans l'utérus, le parti de faire avec mon doigt un trou aux parois abdominales. Après avoir choisi un point voisin de l'insertion du cordon, je grattai avec l'ongle de mon doigt indicateur, et je sentis la peau et le tissu cellulaire sous-cutané céder avec une grande facilité. Mais la résistance des aponévroses se fit remarquer ; il fallut des efforts assez considérables pour la surmonter.

Lorsqu'elle eut cédé, le doigt entra rapidement dans le ventre, et aussitôt un flot considérable de liquide s'écoula. C'était de la sérosité sanguinolente. Il en sortit un peu plus d'un litre.

En même temps, le volume du ventre diminua un peu. Saisissant alors la partie supérieure du thorax, je fis de nouveaux efforts pour l'entraîner, mais je ne fus pas longtemps à m'apercevoir que cela était impossible. Pénétrant de nouveau vers le fond de l'organe, je reconnus que l'abdomen du fœtus était encore énorme ; le doigt indicateur réintroduit dans l'ouverture qu'il y avait pratiquée, sentit qu'une tumeur fluctuante existait encore dans la cavité péritonéale. Grattant avec l'ongle dans le point qui se présentait, je le perforai, et aussitôt il s'échappa brusquement une grande quantité d'un liquide parfaitement transparent, légèrement citrin, mais ne contenant aucune trace de sang. J'en recueillis 2 litres dans un vase, et en y ajoutant celui qui tomba par terre ou sur les linges, je puis, sans exagération, porter à 2 litres et 1|2 tout ce que contenait cette tumeur.

Quel était le siège de cette seconde et singulière collection ? Je fis des conjectures à cet égard ; mais mon esprit ne s'arrêta pas à ce qui existait réellement, c'est-à-dire à une accumulation d'urine dans la vessie, et ce ne fut qu'au moment où la pièce pathologique fut sous mes yeux, que je pus savoir à quoi m'en tenir à cet égard. A mesure que le liquide s'écoula, on vit le volume de l'utérus diminuer considérablement, et il me fut on ne peut plus facile de le débarrasser de la portion de fœtus qu'il renfermait. Elle ne représentait plus qu'une masse mollasse, que je saisis avec la main, et qui céda sans plus de résistance que celle que l'on trouve habituellement quand il s'agit d'un placenta décollé.

Bientôt après, l'utérus étant bien revenu sur lui-même, je procédai à la délivrance, qui fut facile. Le placenta fut examiné, et il n'offrait, ni dans sa forme ni dans sa structure, aucune particularité qui soit digne de remarque.

Les suites de couches furent des plus naturelles, et au bout de quelques jours, madame X..., entièrement remise, put reprendre ses occupations habituelles.

Examen anatomique de l'enfant. — Tête. Son volume est peu considérable et vient confirmer l'évaluation qui a été faite, quant au terme, en se fondant sur la dernière époque menstruelle. Il s'agit bien d'un fœtus de six mois à six mois et demi. Cette tête, qui avait été séparée du tronc et qui a été examinée par moi, ne présentait aucun vice de conformation, soit à l'intérieur, soit à l'extérieur. Le cerveau et les organes des sens m'ont paru dans des conditions parfaitement régulières.

Thorax. Il en est de même du thorax, qui avait été ouvert et lacéré, ainsi que je l'ai dit. Examiné avec soin dans ses différentes parties, il m'a été facile de constater qu'il devait être normalement conformé avant l'intervention de l'art. Il en était de même des organes qu'il avait renfermés, poumons, cœur, thymus, gros vaisseaux.

Abdomen. C'est surtout dans la cavité abdominale et les organes génitaux urinaires qu'existaient des lésions singulières qui rendent parfaitement compte des différents incidents relatifs à l'accouchement.

En donnant, par l'insufflation, à la vessie et à la cavité abdominale le développement qu'elles devaient avoir avant la double ponction dont j'ai parlé, on est surtout frappé du volume considérable que présentent les deux tiers inférieurs du tronc. Ils se présentent sous la forme d'une tumeur triangulaire à angles arrondis ; l'un des côtés du triangle placé transversalement à la partie inférieure en représente la base. Des deux angles qui la terminent, partent les deux autres côtés, qui convergent en haut vers l'angle supérieur qui se trouve situé un peu à droite de la ligne médiane. Voici les dimensions de cette tumeur. Pour le diamètre transversal, 24 centimètres ; 19 pour le vertical, et 14 pour l'antéro-postérieur ; encore ne faut-il

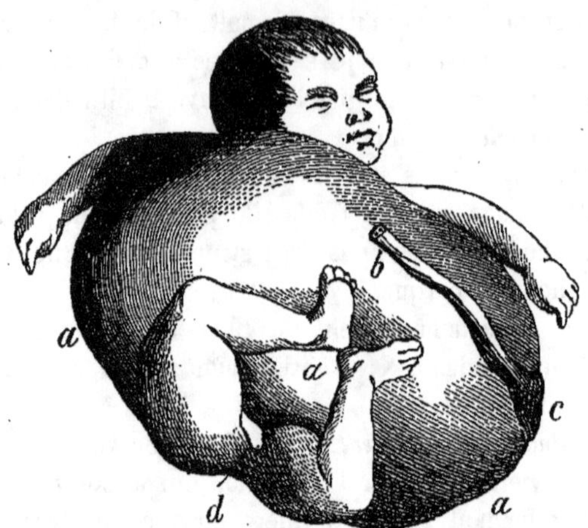

Fig. 5, donnant l'aspect général de l'enfant.

a, a, a, abdomen considérablement développé.
b, cordon ombilical.
c, insertion fœtal de ce cordon.
d, verge.

pas oublier que ces mesures restent certainement au-dessous de la réalité, si l'on se rappelle que dans la cavité péritonéale, à l'entour de la vessie, se trouvait une assez grande quantité de sérosité sanguinolente, qu'elle renfermait en outre le foie et le tube digestif, qui n'existent plus dans la pièce pathologique, et qu'enfin les parois abdominales elles-mêmes étaient singulièrement épaissies par une infiltration séreuse sur laquelle je reviendrai plus tard.

Je ne crois pas être au delà du vrai en disant que l'on peut augmenter d'un tiers le volume général, dont on peut se faire une idée d'après les divers diamètres indiqués plus haut.

Parois abdominales. Les parois du ventre sont remarquables par l'augmentation d'épaisseur qu'elles présentent. Elles n'ont pas moins de 3 centimètres dans certains points, et cette circonstance est due à une infiltration séreuse des divers éléments qui les constituent, ce qui leur donne une apparence comme gélatineuse. Une incision permet à la sérosité de s'écouler graduellement, et la peau devient après flasque et ridée. Les muscles sont minces et entièrement décolorés. Les aponévroses sont éraillées à tel point que là où s'insère le cordon ombilical et dans un espace circulaire de 2 à 3 centimètres de diamètre, le péritoine et une couche extrêmement mince de tissu cellulaire forment seuls les parois de l'abdomen. Cette insertion, d'ailleurs, ne se fait pas au centre de la tumeur; elle existe à gauche et en dehors de la ligne médiane, circonstance évidemment due à la distension plus considérable de la moitié droite des parois abdominales. Le cordon est grêle et n'a pas été envahi par l'infiltration. Ses différents éléments parviennent jusqu'à la tumeur sans avoir éprouvé de séparation. Les membres inférieurs, fléchis et relevés sur la partie inférieure de la tumeur, étaient littéralement aplatis et réduits, pour les jambes et les pieds surtout, à la minceur d'une lame de carton de quelques millimètres seulement (2 ou 3 dans quelques points).

Cette circonstance trouve son explication dans la situation de ces membres, qui s'étaient trouvés placés d'une part entre l'abdomen du fœtus progressivement distendu et l'utérus, qui, soutenu par les parois abdominales de la mère, devait énergiquement résister à l'énorme et trop rapide distension dont il était le siége. A la faveur de l'œdème, qui avait envahi les parois du ventre, les membres comprimés, comme nous venons de le dire, avaient pu y produire une dépression capable de les dissimuler, ce qui rend parfaitement compte de ce fait qui avait paru si extraordinaire pendant l'accouchement, à savoir, que la main introduite dans l'utérus et parcourant en tous sens la tumeur qu'il renfermait, n'avait pu constater la présence des extrémités pelviennes de l'enfant. Celles-ci d'ailleurs ne présentent aucune autre difformité.

On ne trouve aucune trace du scrotum. Un prolongement cylindrique de 2 centim. de longueur et de 8 millim. d'épaisseur, se détache de la partie antérieure du pubis; il est perforé à sa partie libre. Je reviendrai plus tard sur ce corps, qui n'est autre chose que la verge.

Tube digestif. Il offrirait des conditions parfaitement normales, s'il ne se terminait d'une manière insolite dans la vessie déformée, dont je dois donner une description détaillée. Il renferme, jusque très près de sa terminaison, une petite quantité de méconium coloré en vert foncé.

Rate et foie. La rate et le foie sont fortement repoussés vers le diaphragme. Leur couleur et leur structure sont normales. Peut-être ces organes sont-ils un peu moins développés qu'ils ne le sont en général chez les enfants du même âge.

Reins. Un peu refoulés par la vessie énormément distendue, ils occupent une position un peu plus élevée que d'habitude. Il sont, du reste, placés sur le même niveau, et ont à peu près la même forme et les mêmes dimensions. Ils sont parfaitement lisses à leur surface, et ils ressemblent très exactement par leur forme à une graine de haricot. Leurs scissures regardent la colonne vertébrale. Leurs diamètres verticaux sont de 3 centimètres pour le gauche, et de 3 1/2 pour le droit Le transversal a 15 millimètres de chaque côté. L'épaisseur est de 9 millimètres à gauche, et de 7 seulement à droite. L'extrémité supérieure de chacun de ces organes est embrassée par une capsule surrénale très développée et avec sa forme accoutumée à droite, avec des dimensions moitié moins grandes à gauche.

La structure en est parfaitement normale des deux côtés, et l'on distingue facilement la substance médullaire et la substance corticale.

Les scissures sont occupées par une petite poche à parois minces et transparentes, qui n'est autre chose que le bassinet.

Celui du côté gauche a le volume d'un pois, le droit celui d'une petite noisette ; tous les deux sont vides et continués par un petit canal cylindrique, qui est l'uretère. Le gauche, du volume d'une forte plume de corbeau, a 3 centimètres de long ; il décrit une légère courbure, à convexité dirigée du côté de la colonne vertébrale, et vient s'engager sans renflement dans l'épaisseur des parois de la poche énorme qui représente la vessie. Le droit est beaucoup plus long, puisqu'il a 7 centimètres. Son diamètre est le même à sa partie moyenne ; mais il est légèrement renflé à son origine et à sa terminaison, qui a lieu également à la vessie. Je reviendrai bientôt sur le lieu et sur la manière dont chacun d'eux pénètre dans ce réservoir. L'épaisseur de leurs parois est celle qui leur appartient normalement.

Vessie. La plus grande partie de la cavité péritonéale, considérablement agrandie, est occupée par cet organe, qui se présente sous la forme d'une tumeur irrégulièrement arrondie offrant trois saillies principales, une de chaque côté, inférieurement et à peu près sur le même plan, l'autre supérieurement et près de la ligne médiane.

Il est évident que c'est à la forme de cette tumeur qu'était due celle de l'abdomen, qui a été indiquée plus haut.

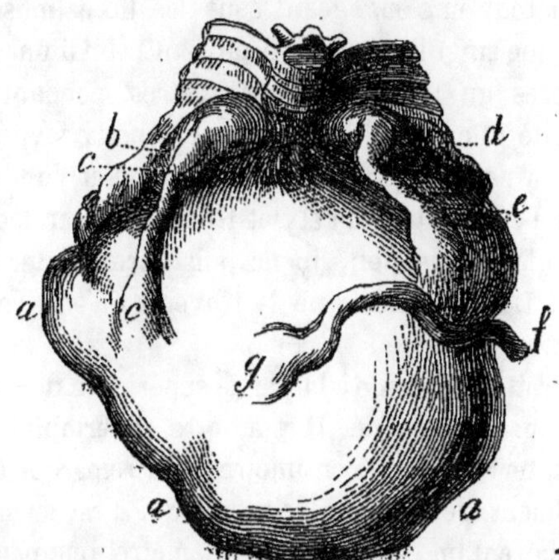

FIG. 6, représentant la vessie, les dernières côtes et une portion de la colonne vertébrale.

> *a, a, a,* surface extérieure de cet organe.
> *b,* rein droit.
> *c, c,* uretère droit.
> *d,* rein gauche.
> *e,* uretère gauche et sa terminaison à la vessie.
> *f.* dernière portion du gros intestin.
> *g.* terminaison de l'intestin à la vessie.

La surface extérieure de la vessie est assez régulière. On y remarque seulement quelques petites bosselures, qui sont dues à des éraillures de la membrane musculeuse à travers lesquelles la muqueuse qui s'est mise en rapport avec le péritoine fait hernie. Remplie d'air, elle offre les dimensions suivantes : diamètre transversal, 19 centimètres; vertical, 17; antéro-postérieur, 12 1/2. La grande circonférence est de 35 centimètres; sa partie supérieure, après avoir refoulé le rein et le foie, repoussait le diaphragme, qu'elle touchait en certains points.

Trois conduits viennent s'ouvrir à sa surface : les deux uretères et le gros intestin. Ce dernier se termine sur la face antérieure de la tumeur, à peu près à égale distance de son bord inférieur et de son angle supérieur; mais un peu à droite de la ligne médiane. Il conserve son calibre jusqu'au moment où il touche la paroi vésicale, contre laquelle il est retenu par un repli péritonéal de forme triangulaire et d'une étendue de 5 à 6 centimètres; mais en ce moment, et tout en s'engageant sous les fibres musculaires, son diamètre diminue singulièrement; il devient celui d'une petite plume à écrire, et après un trajet de 2 centimètres, pendant lequel il se recourbe à droite et en haut, il se termine dans la cavité vésicale par une ouverture à peine visible, dans laquelle j'ai eu de la peine à faire pénétrer l'extrémité d'un stylet très fin, et par laquelle, même à l'aide d'une forte pression, je ne puis faire suinter aucune trace de méconium. L'air lui-même ne la traverse qu'à la condition d'insuffler avec force.

L'uretère droit se termine à la partie supérieure de l'angle arrondi que la vessie offre de ce côté. Il y a entre sa terminaison et celle de l'intestin un intervalle de 8 centimètres. On remarque en cet endroit un amincissement de la poche urinaire, qui n'est formée, dans une étendue circulaire d'un centimètre de diamètre, que par la muqueuse et la séreuse. L'embouchure se fait directement et en présentant un petit évasement.

L'uretère gauche se termine à l'angle supérieur de la tumeur, qui est également formé par une sorte de hernie de la muqueuse, les fibres musculaires s'y trouvant notablement amincies. Il s'ouvre aussi presque directement, mais par une ouverture qui n'est à peu près que la moitié de celle du côté opposé. Il y a 10 centimètres entre la terminaison de l'intestin et la sienne.

Au-dessous de l'insertion de chacun de ces conduits, à 5 centimètres à droite, et 4 à gauche, on remarque les deux testicules, fortement adhérents aux parois vésicales, sur lesquelles ils représentent deux espèces de crêtes du volume et de la forme d'une petite graine de haricot. Un petit cordon blanchâtre et filiforme, rudiment du canal déférent, part de chacun d'eux, se porte sur les parties latérales de la tumeur et se perd, après un trajet de quelques centimètres, sans que l'on puisse retrouver aucune trace de vésicules séminales et de canaux éjaculateurs.

Depuis la symphyse pubienne jusqu'au point de la tumeur qui correspond à l'insertion du cordon ombilical, il y a adhérence linéaire, mais continue, entre cette dernière et les parois de l'abdomen. En quittant le cordon, les deux artères ombilicales se trouvent accolées à la vessie. La droite en longe un peu obliquement tout le bord inférieur, se dirige ensuite verticalement en bas vers le bassin. La gauche se porte de l'angle inférieur du même côté à l'angle supérieur, se place à côté du testicule qui est en ce point, et gagne le sacrum à son tour. La veine ombilicale se dirige, comme d'habitude, vers le foie.

Rien, à l'extérieur, n'indique la place qu'aurait dû occuper l'anus. Il n'y a ni cicatrice ni dépression. J'ai déjà dit qu'aucun repli cutané ne représente le scrotum. Les organes génitaux externes sont uniquement représentés par le prolongement cylindrique dont il a été fait mention. C'est une verge assez bien développée, se terminant par un long prépuce, assez largement ouvert pour qu'au fond on puisse voir le gland et son méat urinaire parfaitement libre. Une petite sonde y est introduite et pénètre assez profondément jusque vers la portion membraneuse du canal. Là, elle est arrêtée par un obstacle qu'elle ne peut franchir. Il en est de même d'un stylet très fin et d'une injection poussée avec une seringue. Examinée du côté de la vessie, l'urèthre y commence par une très petite ouverture, qui se prolonge vers le pubis dans l'étendue d'un centimètre, sous la forme d'un conduit qui s'oblitère bientôt et se termine en cul-de-sac.

Toute la portion membraneuse est évidemment imperméable.

Aux quatre ouvertures dont j'ai parlé jusqu'ici comme s'observant à la face interne de la vessie, il faut en joindre une cinquième, celle de l'ouraque. Elle existe dans la région qui avoisine le cordon ombilical. Elle se présente sous la forme d'un pertuis infiniment petit, auquel succède un canal très grêle, qui, après quelques millimètres de trajet, se perd dans le tissu cellulaire, sans qu'on puisse en suivre les traces plus loin. (*Gazette hebdomadaire*, p. 325, 1860.)

Maladies des reins. — De toutes les causes de dystocie, les moins connues, les moins fréquentes, sont, à coup sûr, les maladies des reins et celles du foie. Voici quelques observations remarquables qui viennent combler cette lacune dans l'histoire de la dystocie : l'une est tirée de la *Gazette médicale*; nous prenons les autres dans le tome XVII de la *Revue médico-chirurgicale* de M. Malgaigne, année 1855, page 47.

Obs. — Développement anormal des deux reins chez un fœtus, faisant obstacle à l'accouchement (Gailleton et Ollier).

Chez une femme de trente-trois ans ayant eu quatre grossesses antérieures qui n'ont été troublées par aucun accident, une cinquième grossesse a été bonne et n'a rien présenté de particulier, si ce n'est le développement énorme du ventre. Les mouvements actifs et passifs ont été perçus, au dire de la mère, jusqu'au moment de l'accouchement : présentation d'un pied ; on essaye en vain de dégager le pied retenu dans la matrice. Après deux heures de traction sur le pied qui paraissait à la vulve et sur l'autre cuisse, les cuisses violemment tiraillées s'étaient détachées du tronc ; la femme est conduite à l'hôpital où il est facile de reconnaître la présentation du siége et une tumeur dure, volumineuse, peu élastique sur la paroi antérieure de l'abdomen du fœtus. Quelques heures après son entrée, la malade accouche naturellement d'un fœtus mort, né en seconde position du siége. L'enfant était extrêmement volumineux ; le ventre mesurait 0^m,55 de circonférence et donnait un son mat sur la presque totalité de son pourtou

Autopsie du fœtus. — Fracture du fémur gauche avec arrachement du membre à l'union du col et de la tête qui est restée fixée à la cavité. A droite, on n'aperçoit que cette cavité avec déchirement du sourcil cotyloïde, ventre occupé par deux tumeurs partant des côtés et arrivant sur la ligne médiane; foie déjeté à droite, petit, aplati; intestins ratatinés, occupant l'intervalle des deux tumeurs, reins lisses, pâles, mesurant en épaisseur 7 centimètres, en largeur 0^m,10, en hauteur 0^m,15. Enveloppe extérieure épaisse, fibreuse ; calices, bassinets, uretères, vessie à l'état normal. On aperçoit distinctement la substance mamelonnée.

Obs.— La femme qui fait l'objet de cette observation à vingt et un ans. C'est sa première grossesse. Elle s'est bien portée depuis le milieu d'avril 1852 jusqu'au commencement de novembre de la même année. Alors elle perd une grande quantité d'eau. Et cependant la poche des eaux est intacte au moment de l'accouchement.

Le travail commence le 3 décembre à six heures du matin.

Présentation de la tête, distension assez forte de la fontanelle, existence des bruits du cœur, voilà ce que l'on peut constater.

A quatre heures du soir, la tête a franchi l'orifice.

On passe par-dessus la tête le cordon qui était enroulé autour du cou. Les contractions utérines, malgré leur énergie, ne peuvent dégager l'enfant.

On introduit un doigt le long de l'épaule, on dégage les bras qui sont trop grêles.

Alors au moyen de tractions répétées, on extrait le corps du fœtus. Ce corps n'était composé pour ainsi dire que de l'abdomen.

Mesures : Abdomen, 17 pouces de circonférence ; de l'appendice xiphoïde, 8 pouces, à la symphyse, longueur, 17 pouces ; circonférence de la tête, 14 pouces ; poids, 7 livres 1/4.

Extrémités inférieures très grêles comme les supérieures.

Quelques inspirations de l'enfant à sa sortie, puis il succombe.

La délivrance s'opère quelques instants après, et les suites de couches furent bonnes.

Autopsie, vingt-quatre heures après.

Quelques cuillerées citrines s'écoulent de l'abdomen ; deux tumeurs énormes, formées par les reins, apparaissent. Ces deux reins pèsent 1 kilogramme.

> Longueur,   6 pouces.
> Largeur,   4 pouces.
> Épaisseur,   3 pouces.

Surface extérieure de ces organes assez analogue à celle des hémisphères cérébraux ; disparition de la graisse entourant d'habitude le rein ; altération manifeste de la substance rénale, qu'on reconnaît très molle après avoir enlevé la capsule cellulaire. On observe de petits kystes séreux à cette surface. Distinction impossible des deux substances rénales à la coupe ; la plus grande partie du rein est convertie en petits kystes. Ces kystes, très petits à la surface du rein, s'agrandissent en approchant du hile, et remplacent le tissu propre tout entier. Calices et bassinets agrandis ; pas de saillie des papilles pyramidales.

Voilà ce qu'offrent de remarquable les reins.

Outre ces altérations, notons encore un commencement d'hydrocéphale, qui causait la dilatation des sutures et des fontanelles.

OEsterlen a publié un cas semblable avec planches.

Mansa en a cité un dans lequel la sage-femme, en faisant la traction, arracha la tête ; l'accoucheur, au moyen des crochets, arracha les deux bras, et malgré cette double mutilation, il fut encore obligé de pratiquer l'éventration du fœtus.

Höring donne la relation d'un cas dans lequel l'enfant avait été coupé par morceaux, la tête et la poitrine enlevées, et dans lequel le restant du corps ne put être extrait par le chirurgien.

Höring, appelé, enlève facilement ce qui reste des côtes et des vertèbres dorsales avec les mains. Il en retire ensuite une masse énorme de chair qu'il prend pour le placenta et qu'il reconnaît être le rein droit. Il introduit une troisième fois les mains, et retire la seconde moitié de l'enfant.

Obs. — (Tirée de la polyclinique de M. Kilian, et rapportée par Nœggerath.)

« Le 8 septembre 1854, à onze heures du matin, je fus appelé,
» dit l'auteur, chez la femme B..., et la trouvai dans de violentes
» douleurs. Cette femme était d'une constitution athlétique. Le tra-
» vail avait commencé, d'après le dire de la sage-femme, à quatre
» heures du matin. La dilatation du col et la descente de la tête
» dans la cavité du bassin avaient marché rapidement et facilement.
» Arrivée là, elle n'avança plus, malgré de fortes contractions. Au
» toucher, on reconnut une forte tête dans la première position,
» placée plutôt dans une direction transverse que diagonale. Quant
» au bassin, il était bien conformé.

» Malgré la période avancée du travail, la matrice était encore
» très distendue, et cependant les eaux ne paraissaient pas s'y trou-
» ver en trop grande quantité. Une heure après, la tête avait fait un
» progrès insensible ; mais, les forces s'épuisant, je me décidai à
» appliquer le forceps.

» L'application fut facile ; il n'en fut pas de même de l'extraction.
» Malgré de fortes contractions et de violents efforts de la part de
» la femme, je fus obligé d'employer des tractions très énergiques
» pour amener la tête, quoique le périnée n'opposât aucune résis-
» tance. Il n'existait pas d'enroulement du cordon ; après la sortie
» de la tête, il n'y eut pas d'écoulement d'eau. D'après les rensei-
» gnements fournis par la sage-femme, l'enfant était mort depuis
» dix jours, ce qui fut confirmé par l'aspect de la tête. Treize mi-

» nutes s'étant écoulées et les épaules ne venant pas, j'exerçai de
» nouvelles tractions de toutes mes forces, mais en vain. Je fus
» obligé d'introduire mes doigts en forme de crochets sous les épaules,
» et, en employant toutes mes forces, je parvins à faire l'extrac-
» tion.

» La masse principale du fœtus était formée par l'abdomen, qui
» présentait le quadruple de son volume normal. Le reste du corps
» était bien conformé. La délivrance s'opéra d'après les règles. »

L'enfant pesait huit livres ; sa longueur était de 17 pouces, Nœggerath en fit l'autopsie, dont voici les principaux résultats :

Coloration rougeâtre de la peau, taches bleuâtres. Le foie se présente sous la forme d'une tumeur d'un rouge clair ; aspect carni-
forme, s'étendant de l'appendice xiphoïde à la symphyse pubienne.
Il occupe l'espace des deux épines iliaques antérieure et supérieure,
de façon à recouvrir tous les organes abdominaux.

Poids,	2 livres 1/4.
Largeur,	8 pouces 3/4.
Hauteur,	6 pouces.
Épaisseur,	3 pouces.

Il est mamelonné, sa couleur est d'un rouge marbré ; il présente
des points indurés, surtout évidents aux bords. Tissu plus mou qu'à
l'état normal à la coupe. Le tissu propre du foie est remplacé, dans
sa plus grande partie, par une masse hétéromorphe semblable à la
substance grise de l'encéphale, et n'existe plus que de distance en
distance.

A l'examen microscopique, on constate la nature carcinomateuse
du foie.

Les autres organes ne présentent rien d'anormal.

A côté de ce fait remarquable, on peut rapprocher le cas
de dystocie par le volume du ventre, mais provenant d'un
foie voluuineux, rapporté par Haase en 1854.

On ne s'attend pas, sans doute, à ce que nous fassions une
étude spéciale et complète de ces tumeurs au point de vue
de la complication qu'elles produisent dans l'accouchement ;
à peine oserons-nous émettre quelques réflexions sur ces
curieuses observations.

C'est que, tout d'abord, malgré les difficultés considérables

qui ont nécessité l'extraction du fœtus, et quelquefois l'arrachement d'un ou de plusieurs membres, ce qui donne une
idée de l'énergie avec laquelle les tractions étaient pratiquées,
les femmes n'ont éprouvé aucun accident et ont été promptement rétablies. Seulement, aucun des enfants ne fut amené
vivant, pas même celui des docteurs Gailleton et Ollier, bien
qu'il eût donné des signes de vie au début du travail. On se
rend facilement compte de ces accidents, en réfléchissant à la
compression énorme qu'a dû subir le cordon, à cause du développement si considérable qu'avait atteint le ventre.

On devra donc conseiller, dans les cas analogues, de faire
des tractions aussi énergiques que possible, sans aller cependant jusqu'à l'arrachement des membres. Autant vaudrait
alors, si l'état de la mère réclamait une prompte délivrance,
avoir recours à l'embryotomie, ou à l'extirpation partielle ou
totale de la tumeur qui s'oppose à l'extraction du fœtus. La
vie, en effet, est trop compromise pour qu'on puisse faire
courir à la mère les dangers d'une opération qui ne sauverait
peut-être ni l'une ni l'autre.

Tumeurs. Outre ces obstacles à l'accouchement qui ont leur
point de départ dans les cavités splanchniques, il peut se développer sur divers points du corps d'autres tumeurs qui peuvent
apporter une gêne plus ou moins considérable à l'extraction du
fœtus. Ainsi on a encore cité des hydrocèles volumineuses, et
M. Depaul signale dans une note du mémoire dont nous venons de parler : « qu'il a vu à la Clinique deux enfants dont
» la naissance avait offert quelques difficultés, et qui présen-
» taient entre les cuisses une tumeur ovalaire presque aussi
» volumineuse que leur tête, entièrement distincte des par-
» ties génitales, naissant et paraissant se perdre dans le tissu
» cellulaire profond du périnée, et qu'une dissection attentive
» lui fit reconnaître être constituée par du tissu encépha-
» loïde. L'examen d'une de ces deux pièces fut faite en pré-
» sence de MM. Dubois et Cruveilhier. »

Nous citerohs également l'observation suivante tirée des *Archives de médecine*, 1re série, t. **XVIII**, page 597.

O_{BS}. — *Accouchement laborieux causé par une tumeur énorme au cou.* (Lue par M. Monod au nom de madame Legrand, sage-femme en chef de la maison d'accouchement.)

Une femme primipare est prise des douleurs de l'accouchement à huit mois de grossesse. L'enfant se présente dans la quatrième position, c'est-à-dire ayant l'occiput devant la symphyse sacro-iliaque droite, et le front et la face derrière et au-dessus de la cavité cotyloïde gauche. Mais une tumeur volumineuse que l'enfant portait sur le côté droit du cou fait dévier la tête de cette position et rend l'accouchement laborieux. Au bout de vingt-deux heures de travail on recourt au forceps. L'enfant est amené vivant, mais périt au bout de cinq heures. La mère se rétablit. La tumeur que portait l'enfant sur le col était grosse comme le cerveau d'un fœtus à terme ; elle était attachée au col par un pédicule qui lui permettait de se replier de tout côté sur l'enfant ; la surface était d'un rouge foncé et sillonné de nombreux vaisseaux : sa consistance était celle d'un lipome, son tissu intérieur était un tissu élastique comme le squirrhe, facile à déchirer, d'un blanc sale parsemé de beaucoup de points noirs formés par les ouvertures béantes de vaisseaux incisés, compacte et sans trace de lobules ni de granulations. Au centre était une petite cavité du volume d'une noisette, à parois lisses et pleine d'une matière gélatineuse demi-transparente et d'un caillot sanguin.

Une membrane très mince, résultat de l'expansion de la peau, recouvrait toute cette tumeur, qui probablement était développée dans l'intérieur de la peau. (*Arch. de méd.* 1re série, t. **XVIII** (1828), p. 597.

Dans toutes ces tumeurs, quel qu'en soit le siége, une première chose à faire sera de s'assurer de leur consistance. Si elles sont liquides et qu'elles apportent un obstacle sérieux à l'accouchement, il n'y a pas à hésiter à les ouvrir et à en faire sortir le liquide qu'elles contiennent ; si elles sont solides, il faut circonscrire la surface d'implantation, et l'on verra si elles sont sessiles ou pédiculées. Dans ce dernier cas, l'accouchement pourra se faire comme dans le cas de M. Guibout et dans la dernière observation que nous venons de rapporter ; le pédicule de la tumeur lui permettait un certain déplacement, et pouvait ainsi faire disparaître quelques-unes des difficultés que son engorgement simultané avec une partie volumineuse de l'enfant eût certainement produites.

Cependant nous ne devons pas perdre de vue que l'un et l'autre enfant succombèrent. N'est-il pas permis de supposer, surtout d'après la dernière observation, que si l'on eût coupé le pédicule de ces tumeurs, le travail eût été moins long, et que l'enfant soumis à une compression moins considérable, eût eu plus de chance de vie, puisqu'il survécut cinq heures à sa délivrance, Quant aux tumeurs sessiles, ayant une large base, peu mobiles et solides, personne, je crois, n'hésitera à y porter le couteau si c'est possible ; et si la mère est en danger imminent, à pratiquer l'embryotomie.

ANKYLOSE DU FŒTUS. — Je ne terminerai pas sans indiquer un fait curieux et unique dans la science, et qui a été rapporté par MM. Jacquemier et Cazeaux : Le docteur Busch a dernièrement eu occasion d'observer un singulier cas de dystocie due à l'ankylose des articulations des membres ; le forceps avait été appliqué, mais après l'extraction de la tête, le tronc ne put être expulsé. Ne pouvant découvrir la cause de la difficulté, on pratiqua quelques tractions, d'abord faibles, puis bientôt plus énergiques. Tout à coup un craquement se fit entendre à la partie supérieure du tronc franchissant l'orifice externe, et la partie inférieure fut encore arrêtée. Comme l'enfant était mort, on tira sans aucun ménagement, et le même bruit de craquement s'étant reproduit, le reste du tronc fut extrait. A l'autopsie, on trouva que les articulations des membres étaient ankylosées dans la position ordinaire qu'affecte le fœtus dans la matrice, et que les os des bras et des cuisses étaient fracturés.

FIN

TABLE DES MATIÈRES

BIBLIOTHÈQUE NATIONALE — R. F. — LUXEMBOURG

FIN DE LA TABLE.

N. B. Quelques erreurs typographiques portant sur des mots isolés existent dans les exemplaires in-4°, les plus importantes ont été corrigées dans les exemplaires in-8°.

Paris. — Imprimerie de L. MARTINET, rue Mignon, 2.

www.ingramcontent.com/pod-product-compliance
Lightning Source LLC
LaVergne TN
LVHW020159030726
842520LV00003B/790